Cómo Bajar el Peso Rápidamente

Grupo Sanguíneo A y A Diabético

Manuel Ra   oni... Neuro-Terapeuta

GRA   AS Y DEDICACIÓN.

Hola querid   amiga(o), paciente y lectora, felizmente compart⌐ contigo este libro, agradeciendo y dedicando, en primer lugar, a **DIOS** y en mi carácter cristiano por todas las bendiciones y sabiduría que siempre he pedido y que tiene. Dado en la vida. así como darle crédito a Él por todo y todo.

También a mi hermosa hija Gabriela, quien a pesar de tener solo 17 años, ha dedicado sus vacaciones a; cuídame y aliméntame, mientras transcurrían las horas, los días, las tardes y las noches, concentrados y absolutamente dedicados a que esta obra te llegue de la forma más pedagógica posible. Para ayudarte a alcanzar las metas que te propongas para el bienestar de tu salud y la de tus seres queridos.

A mi hermana María de Los Ángeles. Profesor de maestría en el campo de la lengua y la literatura que amable y espiritualmente me apoyó en las correcciones de este trabajo, así como a mi querida madre que me brindó aliento espiritual y de vida... Los amo.

Asimismo, los resultados de este minucioso trabajo están dedicados a todas aquellas personas que, de alguna manera, directa o indirectamente, forman parte de toda la experiencia en el área y que son testimonio de que esta forma de regenerarse del Parkinson es posible y real.

Manuel A. Ramón. C.

Prefacio.

El ideal del escritor de *"Elimine el Sobre Peso para siempre"* es compartir sus experiencias para que puedas lograr y disfrutar con Sencilla, pero con Disciplina lo que a muchas personas les ha costado tanto en dinero, tiempo y energía vital: recuperar y mantener la salud pero muchos de ellos han caído en el intento.

Tengo el agrado de presentar esta obra vital, interesante y necesaria, cuyo autor no sólo es una persona de mi gran estima, sino que sé que se ha dedicado a la investigación y estudio de esta área desde muy joven. Si bien agradezco todo el trabajo realizado por él, considero necesario confesar mi preferencia por esta ciencia, razón por la cual he accedido a escribir la presentación del trabajo y agradecer a *DIOS* por ello.

Explicaré por qué a continuación. El libro en sus páginas se caracteriza por un exquisito trabajo orientado a la salud y la vida, en consecuencia, se expone la dedicación en la exhaustiva investigación que se ha realizado. El estilo es totalmente sencillo con el que se explican hechos que permiten a los lectores sin conocimientos específicos del tema entender lo que se está planteando sin mucha dificultad.

Es una obra, a mi juicio, que cumple a cabalidad varios cometidos; primero, concreta los conocimientos actualizados sobre el tratamiento de la alimentación, la respiración, la búsqueda del conocimiento de nuestro grupo sanguíneo y su interrelación con la nutrición, entre otros temas, lo dice de forma sencilla pero sin escatimar en información útil.

Asimismo, el autor logra llenar vacíos de conocimiento sobre esta materia y la hace accesible a la gran mayoría de médicos no especialistas, enfermeras y/o estudiantes de medicina no alopática, así como a lectores en general que pueden ser futuros pacientes, aquellos que buscan salud casi desesperadamente.

María de los Ángeles Ramón C.

Obesidad.

Orientación y Recomendación de la Medicina Convencional.

La mejor forma de tratar la enfermedad es previniéndola y para ello, debe detectarse precozmente en los pacientes en los que a partir de los 20-25 años comienza a cambiar el peso. Los médicos consideran que una persona obesa debe ser considerada como un enfermo crónico que requiere un tratamiento a largo plazo, con normas alimentarias, modificación de los hábitos de conducta, ejercicio físico y terapia farmacológica.

Los nuevos enfoques terapéuticos están basados en promover una pérdida de peso con programas de control de las enfermedades y problemas asociados, que dan lugar a problemas vasculares, cardiacos y metabólicos. El obeso no debe perder kilos sino masa grasa, con pérdidas pequeñas y duraderas que impliquen una rentabilidad metabólica. Es necesario consolidar la pérdida de peso a largo plazo, y además, reducir el riesgo de muerte prematura, de enfermedad cardiaca, metabólica y vascular.

En ciertos casos, los médicos pueden decidir que, además de cambiar la dieta y realizar ejercicio físico, es necesario completar el tratamiento con fármacos, que deben ser administrados con una dieta moderadamente hipocalórica y equilibrada. El tratamiento médico de la obesidad se basa en la aplicación combinada de las siguientes medidas:

1. **Reducción de la ingestión de calorías:** si la persona se alimenta en exceso, es preciso reducir el aporte calórico para convertir el balance energético de positivo a negativo. Existen múltiples tipos de dietas para adelgazar que han demostrado su eficacia, pero siempre es necesario consultar con un endocrino, para obtener una dieta personalizada.

2. **Aumento del gasto energético:** en los pacientes que, además de tener un excesivo aporte calórico, tienen una forma de vida esencialmente sedentaria, debe asociarse la práctica de ejercicio físico, que habrá de ser constante y progresivo.

3. **Empleo de fármacos:** se han empleado diversos tipos de fármacos en el tratamiento de la obesidad. Orlistat inhibe parcialmente la acción de la lipasa pancreática. Sibutramina, a su vez, inhibe la recaptación de serotonina y noradrenalina, incrementando el gasto calórico. Ambos fármacos consiguen el objetivo de facilitar una pérdida moderada de peso, empleados simultáneamente con dietas moderadamente hipocalóricas. Bajo ningún concepto puede recomendarse el empleo de píldoras adelgazantes que producen graves complicaciones

endocrinológicas, cardiovasculares, electrolíticas y neuropsiquiátricas.

4. **Psicoterapia reglada:** los resultados se obtienen mediante el empleo de técnicas de modificación de conducta, perfectamente estandarizadas, siendo los resultados más satisfactorios en aquellos paciente menos influenciables y dependientes de sucesos exteriores a ellos en el condicionamiento de su comportamiento alimenticio.

5. **Medidas de tratamiento quirúrgico:** las posibilidades abarcan varios enfoques fisiopatológicos diferentes. Se puede actuar en la desconexión del eje hipotálamo-digestivo, consiguiéndose disminuciones significativas del apetito. También pueden utilizarse técnicas dirigidas a conseguir la disminución del volumen gástrico.

Los medicamentos y la fitoterapia. Existen muchos productos dietéticos de venta libre, incluyendo remedios fitoterapéuticos. La mayoría de estos productos no funcionan y algunos pueden ser peligrosos, por lo que se aconseja consultar primero con el médico antes de utilizar alguno. Algunos fármacos para bajar de peso que requieren receta están disponibles e incluyen orlistat (Xenical) y fentermina (Ionamin, Adipex-P, Fastin). La sibutramina (Meridia) ya no está en el mercado. Pregúntele al médico si dichos medicamentos son apropiados para usted.

Por lo general, usted puede perder entre 2 a 5 kg tomando estos fármacos. Las personas por lo regular recuperarán el peso cuando dejen de tomar el medicamento, a menos que hayan hecho cambios duraderos en el estilo de vida.

Las dos cirugías más comunes para bajar de peso son:

Cerclaje gástrico laparoscópico: el cirujano coloca una banda alrededor de la parte superior del estómago, creando una pequeña bolsa para contener el alimento. La banda le ayuda a limitar la cantidad de alimento que usted puede comer, haciendo que se sienta satisfecho después de ingerir cantidades pequeñas de alimento.

Cirugía de derivación gástrica: le ayuda a bajar de peso cambiando la forma como su estómago e intestino delgado manejan el alimento que usted consume. Después de la cirugía, usted no podrá comer tanto como antes y su cuerpo no absorberá todas calorías y otros nutrientes de los alimentos que usted ingiere.

Usted puede tener complicaciones a raíz de estas cirugías. Un problema que algunas personas tienen es vomitar si comen más de lo que su nuevo y pequeño estómago puede contener.

Tipo de Obesidad	Patrón de distribución de la grasa	Enfermedades asociadas
GINECOIDE o en forma de pera	• Cadera • Muslos • Piernas	• Enfermedades de la vesícula • Várices • Constipación
ANDROIDE o en forma de manzana	• Abdomen • Vientre • Espalda baja	• Hipertensión arteri • Enfermedades del corazón • Infarto al corazón • Enfermedad vascul cerebra • Diabetes Mellitus 2 • Colesterol alto • Daño renal

Tipos de obesidad.

La obesidad se clasifica en dos tipos: central o androide y periférica o imoide. La primera es la más grave y puede conllevar importantes complicaciones patológicas. **La obesidad periférica o Ginecoide.** Acumula el depósito de grasa de cintura para abajo y produce problemas de sobrecarga en las articulaciones.

Tipo de Obesidad	Patrón de distribución de la grasa	Enfermedades asociadas
GINECOIDE o en forma de pera	• Cadera • Muslos • Piernas	• Enfermedades de la vesícula • Várices • Constipación
ANDROIDE o en forma de manzana	• Abdomen • Vientre • Espalda baja	• Hipertensión arterial • Enfermedades del corazón • Infarto al corazón • Enfermedad vascular cerebra • Diabetes Mellitus 2 • Colesterol alto • Daño renal

La obesidad central.

Localiza la grasa en el tronco y predispone a sufrir complicaciones metabólicas (especialmente la diabetes tipo 2 y las dislipemias).

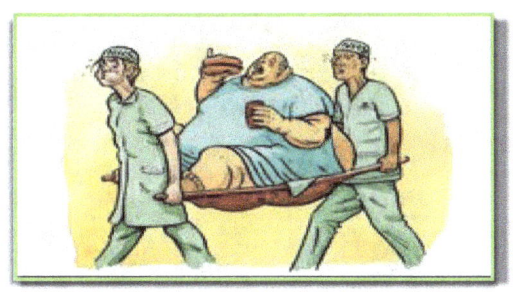

La obesidad mórbida.

Es una de las enfermedades más características de nuestro tiempo, sobre todo por el número de complicaciones que tiene asociadas. Con las técnicas reductoras se producen menos efectos secundarios que las operatorias, pero no se pierde peso con la misma facilidad.

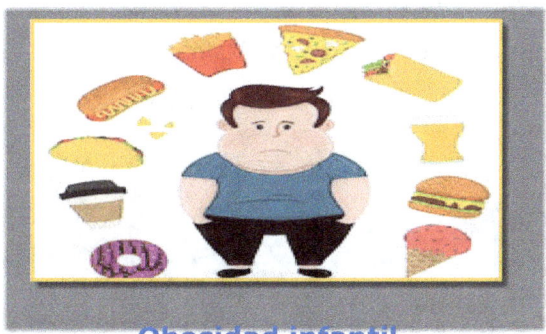

Obesidad infantil.

Entraña alteraciones endocrinas metabólicas que condicionan un mayor riesgo cardiovascular en la edad adulta. Estos factores se relacionan, fundamentalmente, con la edad de inicio de la obesidad y con el tiempo de evolución. Cuando la obesidad se presenta en edades muy tempranas o se extiende durante un tiempo prolongado, el riesgo

de presentar problemas cardiovasculares en la edad
adulta es también más elevado.

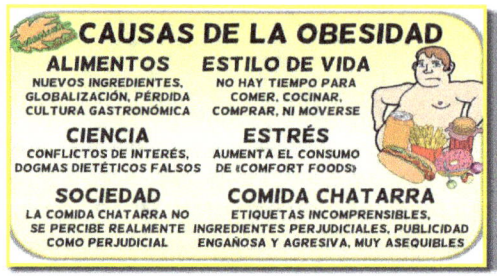

Causas de la Obesidad.

Además de una mala alimentación o la falta de
ejercicio físico, también existen factores genéticos y
orgánicos que inducen su aparición. Factores
socioeconómicos. En países desarrollados, la
frecuencia de la obesidad es más del doble entre las
mujeres de nivel socioeconómico bajo que entre las
de nivel más alto.

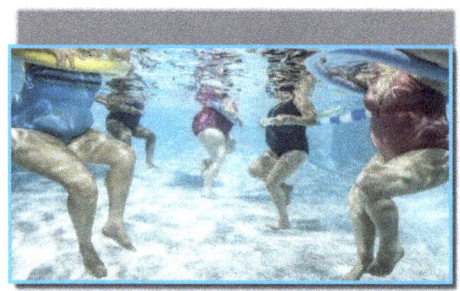

Los factores socioeconómicos y la obesidad.

Tienen una influencia poderosa sobre el peso de las
mujeres no se entiende por completo. Las mujeres
que pertenecen a grupos de un nivel socioeconómico
más alto tienen más tiempo y recursos para hacer

dietas y ejercicios que les permiten adaptarse a estas exigencias sociales.

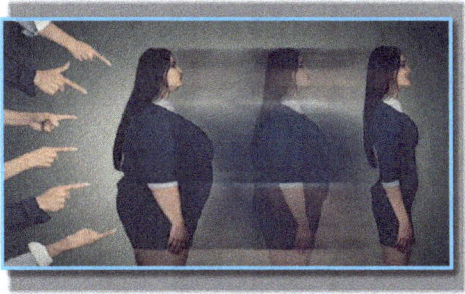

Los factores psicológicos y la obesidad.

Durante un tiempo fueron considerados como una importante causa de la obesidad. Se consideran actualmente como una reacción a los fuertes prejuicios y la discriminación contra las personas obesas. Uno de los tipos de trastorno emocional, la imagen negativa del cuerpo, es un problema grave para muchas mujeres jóvenes obesas. Ello conduce a una inseguridad extrema y malestar en ciertas situaciones sociales.

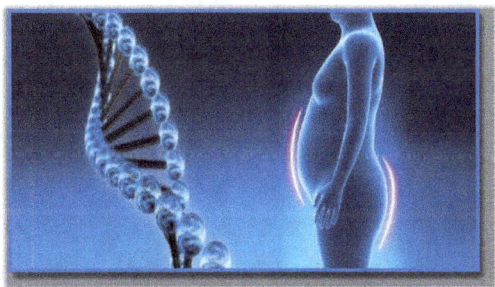

Factores genéticos y la obesidad.

En diversos estudios se ha observado que menos del 10% de los hijos de padres delgados son obesos, alrededor del 50% de los hijos con un progenitor obeso son obesos, y más del 80% de los hijos cuyos

progenitores son obesos presentan obesidad. Así pues, se ha demostrado la existencia de una correlación significativa entre el peso de padres e hijos naturales, mientras que dicha correlación es menor o no existe al comparar padres adoptivos con hijos adoptados.

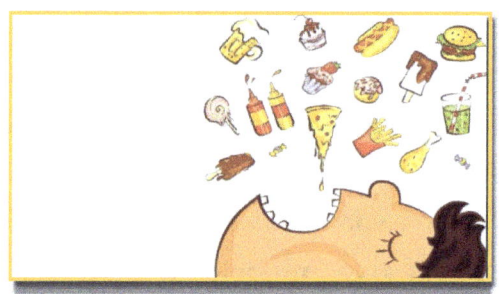

Factores nutricionales y la obesidad.

La sobrealimentación puede tener lugar en cualquier época de la vida, pero su influencia es mayor si se inicia en edades tempranas. La nutrición durante la infancia ha adquirido gran relevancia en los últimos años, al demostrarse que un porcentaje significativo de niños obesos evolucionan a adolescentes obesos y adultos obesos. Las dietas ricas en grasas y en carbohidratos favorecen la obesidad.

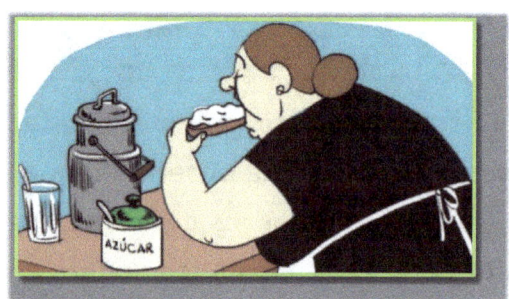

Los factores culturales y la obesidad.

Relacionados con la composición de la dieta y con el grado de actividad física. En sociedades industrializadas, la obesidad es más frecuente en mujeres pobres, mientras que en países subdesarrollados lo es en las mujeres más ricas. En los niños existe cierto grado de relación entre el sobrepeso y el tiempo que destinan a ver la televisión.

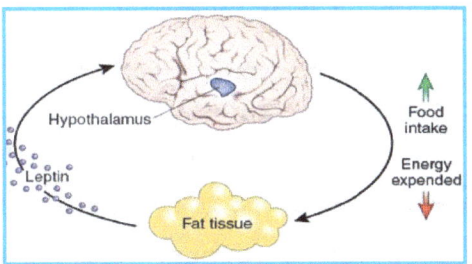

La leptina y la obesidad.

Esta hormona es secretada por los adipocitos y su nivel de producción constituye un índice de los depósitos energéticos adiposos.

Cuando sus niveles son altos, la ingestión de alimentos disminuye, y el gasto energético aumenta.

Se han descrito varias familias con obesidad mórbida de comienzo precoz debido a mutaciones que inactivan la leptina (carecen de hormona o no funciona) o a resistencia a la leptina (la hormona es correcta pero el receptor al que debe unirse está mal conformado).

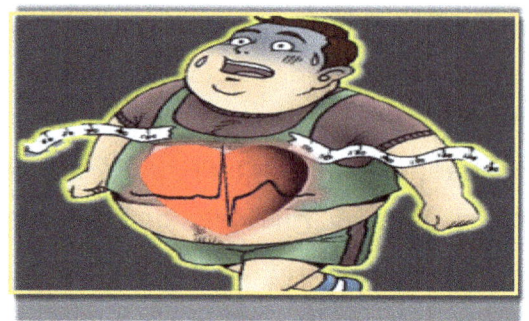

Síntomas de la obesidad.

La dificultad en la respiración puede interferir en apnea del sueño - Problemas ortopédicos - Lumbalgia - Agravamiento de la artrosis, especialmente en las caderas, rodillas y tobillos - Trastornos cutáneos - Tumefacción de los pies y los tobillos - Hongos en las zonas de los pliegues - Angina de pecho - Tensión arterial - Ataques de gota - Algunos tipos de cáncer - Muerte súbita por arritmias o embolias de pulmón.

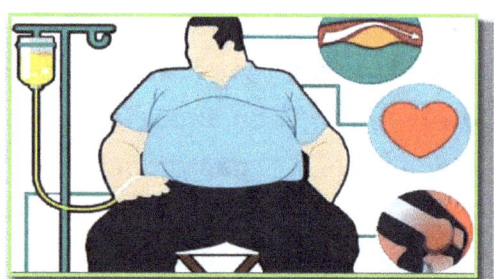

Consecuencias de la obesidad.

Desarrollo de diabetes - Hipertensión - Nivel alto de colesterol y triglicéridos - Ataques cardíacos debido a cardiopatía coronaria - Insuficiencia cardíaca - Accidente cerebrovascular – Osteoartritis - Apnea del sueño - Cálculos biliares - Problemas del hígado - Algunos tipos de cáncer.

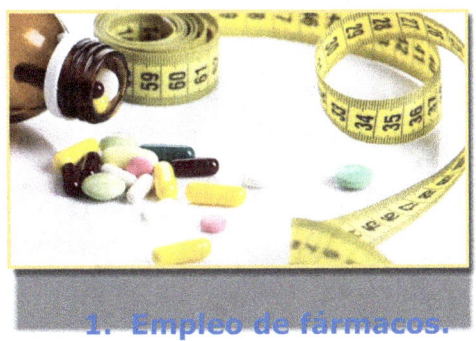

1. Empleo de fármacos.

Orlistat inhibe parcialmente la acción de la lipasa pancreática. Sibutramina, a su vez, inhibe la recaptación de serotonina y noradrenalina, incrementando el gasto calórico. Ambos fármacos consiguen el objetivo de facilitar una pérdida moderada de peso, empleados simultáneamente con dietas moderadamente hipocalóricas. Bajo ningún concepto puede recomendarse el empleo de píldoras adelgazantes que producen graves complicaciones endocrinológicas, cardiovasculares, electrolíticas y neuropsiquiátricas.

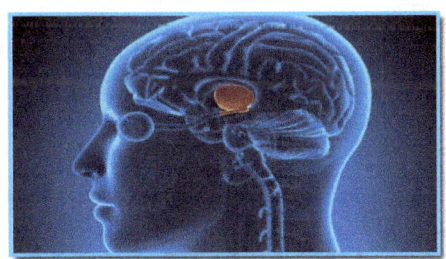

Medidas de tratamiento quirúrgico hipotálamo-digestivo.

Las posibilidades abarcan varios enfoques
fisiopatológicos diferentes. Se puede actuar en la
desconexión del eje hipotálamo-digestivo,
consiguiéndose disminuciones significativas del
apetito.

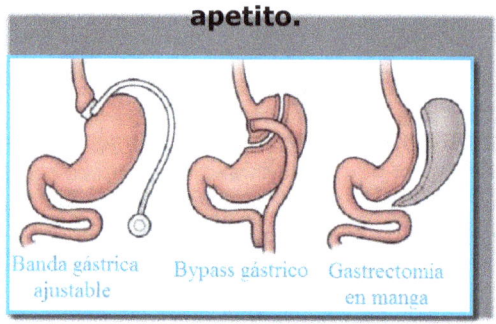

Otras Medidas de tratamiento quirúrgico
Cerclaje gástrico laparoscópico: el cirujano coloca
una banda alrededor de la parte superior del
estómago, creando una pequeña bolsa para
contener el alimento. La banda le ayuda a limitar la
cantidad de alimento que usted puede comer,
haciendo que se sienta satisfecho después de ingerir
cantidades pequeñas de alimento.

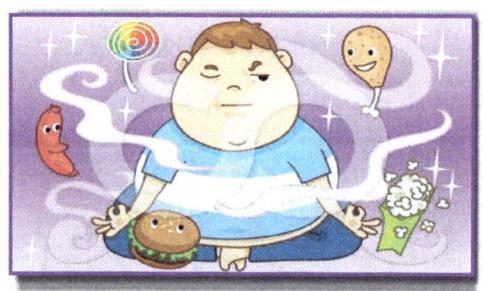

OBESIDAD.
La mejor forma de tratar la enfermedad
es previniéndola y para ello, debe
detectarse precozmente en los pacientes en los que

a partir de los 20-25 años comienza a cambiar el peso. Se considera que una persona obesa debe ser considerada como un enfermo crónico que requiere un tratamiento, con normas alimentarias, modificación de los hábitos de conducta, ejercicio físico.

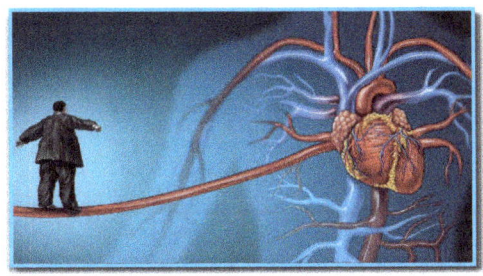

Los nuevos enfoques terapéuticos en la obesidad. Están basados en promover una pérdida de peso con programas de control de las enfermedades y problemas asociados, que dan lugar a problemas vasculares, cardiacos y metabólicos.

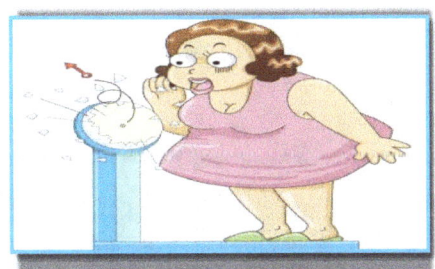

El obeso no debe perder kilos sino masa grasa. Con pérdidas pequeñas y duraderas que impliquen una rentabilidad metabólica. Es necesario consolidar la pérdida de peso y además, reducir el riesgo de muerte prematura, de enfermedad cardiaca, metabólica y vascular.

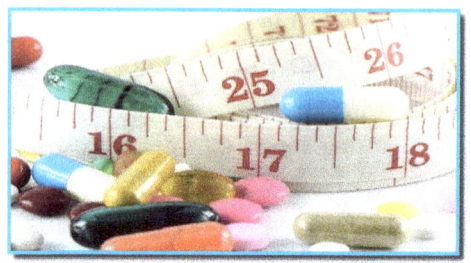

Fármacos y la obesidad.

Solo en ciertos casos, los médicos pueden decidir que, además de cambiar la dieta y realizar ejercicio físico, si es necesario completar el tratamiento con fármacos, que deben ser administrados con una dieta moderadamente hipocalórica y equilibrada.

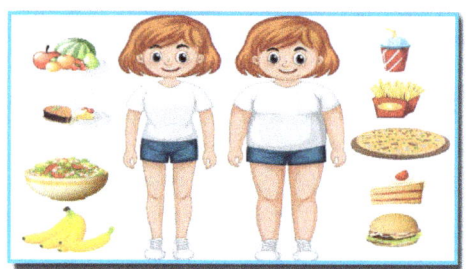

El tratamiento médico y medidas en la obesidad.
Reducción de la ingestión de calorías: si la
persona se alimenta en exceso, es preciso reducir el aporte calórico para convertir el balance energético de positivo a negativo. Es necesario obtener una dieta personalizada según su grupo sanguíneo.

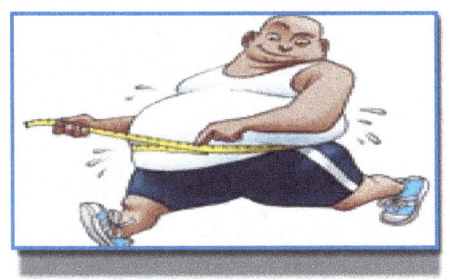

Aumento del gasto energético.

En los pacientes que, además de tener un excesivo aporte calórico, tienen una forma de vida esencialmente sedentaria, debe asociarse la práctica de ejercicio físico, que habrá de ser constante y progresivo.

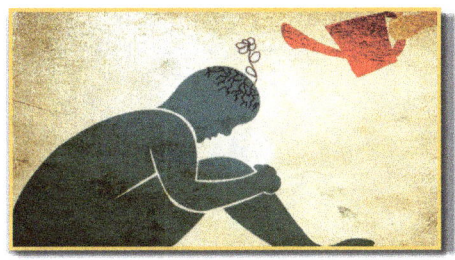

Psicoterapia reglada.

Los resultados se obtienen mediante el empleo de técnicas de modificación de conducta, perfectamente estandarizadas, siendo los resultados más satisfactorios en aquellos paciente menos influenciables y dependientes de sucesos exteriores a ellos en el condicionamiento de su comportamiento alimenticio.

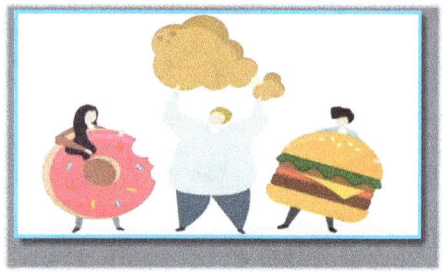

OBESIDAD.

La obesidad es el trastorno metabólico más frecuente en la clínica humana. En los países industrializados, permiten una alimentación abundante y variada, al mismo tiempo que se incrementa el sedentarismo, lo que favorece que el número de personas obesas se multiplique.

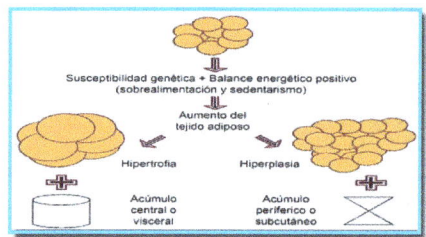

Existen variaciones de la composición corporal.

En función de la edad, sexo y actividad física. Los adipocitos, presentes en múltiples depósitos de tejido adiposo, están adaptados para almacenar con eficacia ese exceso de energía en forma de triglicéridos.

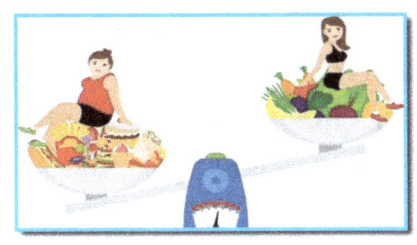

La obesidad y los nutrientes.

Cuando los nutrientes son abundantes y la forma de vida es sedentaria, y con la importante influencia de la genética, este sistema incrementa los depósitos de energía del tejido adiposo, con consecuencias adversas para la salud.

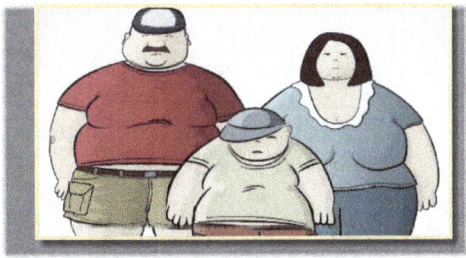

Causas de la Obesidad en mi criterio y experiencia como Naturopata.

En el 90 % delos casos se debe a un comportamiento heredado de la mala alimentación en las costumbres familiares según de como alimentase, no ejercitarse y llevar una vida llena de comida rápida y llena de muchos carbohidratos, principalmente el trigo. Agregando a esto un factor Neuro psicológico, en donde el conflicto emocional de cuando se es niño, radica en... "Si para ellos (la Familia) es normal verse obeso, para mí también".

ORIENTACIÓN Y RECOMENDACIÓN DE LA MEDICINA ALTERNATIVA.

Profesor de Medicinas Alternativas.
Manuel Ramoni

Acá en **Sai-Medic** con más de 45 años de experiencia en decenas de miles de pacientes le indicaremos paso a paso *NUESTRO PROTOCOLO*, **los componentes de la vida** desde **cómo tratar su problema** hasta como **vivir 100 años aparentando menos** , y le demostramos porque envejecemos y como rejuvenecer, recuperando el colágeno perdido una vez solventado su problema.

GRUPO SANGUÍNEO "A Diabético"

EL AGRICULTOR.

Peores Alimentos (*Aglutinan la Sangre, Enferman y Envejecen*). ____*Trigo, Leche o Queso de Vaca, Cerdo, Charcutería, Carne de Res, Lentejas, Tomate, Papa, Comidas Fritas, Naranja , Azúcar Blanca y Dulces en General, Plátanos, Topocho, Todo tipo de Banano...*

Tomar muy poco café (Solo guarapos máximo 2 veces al día)

Esta Guía de Recomendaciones se cubrirá en tres factores:

1. *Como Desintoxicarse y Rejuvenecer.*
2. *Como Nutrir su Cuerpo.*
3. *Protocolo de Obesidad y Naturopatía.*

Como Desintoxicarse y Rejuvenecer.

Lo que vas aprender en las siguientes páginas, cambiará tu vida y la de tus seres queridos para siempre y de una forma tan precisa y segura que en poco tiempo sentirás los cambios en tu cuerpo de una manera tan radical y distinta, que se sentirá y estará, más joven, fuerte, vigoroso, lleno de energía, vitalidad y lo más importante... Lleno de mucha **salud y que cuando alguna enfermedad viral o bacterial quiera entrar en su organismo, apenas si sentirán un quebranto ya que** su sistema inmunológico estará muy fuerte.

En estudios e investigaciones científicas, se logró comprobar en el campo de los alimentos según los grupos sanguíneos, recopilándose en diferentes culturas y alrededor de muchos países. La forma y manera de clasificar los alimentos según el tipo de sangre de los seres humanos.

Luego de tomar cada alimento y mirando a través del microscopio con una muestra de sangre de los diferentes tipos que hay (4), tipo "O" – "A" – "B" y "AB" se logró observar con mucho detenimiento lo que sucedía. Se logró ver que al colocar en los diferentes tipos de sangre, los diferentes tipos de alimentos, que estos presentaban características totalmente diferentes unos de otros, es decir; **A)** Que existía un grupo de alimentos que hacían que la sangre fuera más fluida, ligera y delgada. **B)** Un segundo grupo no hacia absolutamente ningún cambio en la misma. **C)** Mientras que un tercer grupo presentaba sorprendentemente aglutinamiento de la sangre, es decir, la volvía espesa y hasta con coagulación de la misma.

Por lo tanto se logra separar los alimentos de manera muy inteligente y asombrosa en tres grupos.

1. Los alimentos que hacen que la sangre sea más fluida y menos viscosa o espesa, haciendo que la misma alimente (llevando oxigeno) de manera muy importante a todas las células del cuerpo pasando esta por los vasos capilares más delgados del cuerpo nutriéndolos, regenerando y rejuveneciendo el tejido celular de una manera sumamente vital para el organismo. Así como al mismo tiempo haciendo que el volumen minuto del corazón sea el más idóneo para el cuerpo, reduciendo así la sobre carga de trabajo que el corazón necesita cuando la sangre está espesa y muy intoxicada… Y se les llamó **ALIMENTOS MUY BENEFICIOSOS.**

2. Un segundo grupo de alimentos que no presentaban ni daban ningún cambio en el comportamiento sanguíneo a los cuales se les llamó **ALIMENTOS NEUTROS.**

3. Y un tercer grupo de alimentos en el que se notó de manera muy importante presentaban aglutinamiento de la sangre, haciéndola más viscosa o espesa y de esta manera entorpeciendo su función a tal punto de que era la principal causa de envejecimiento celular prematuro y se les llamó: **ALIMENTOS PERJUDICIALES, NO ACONSEJABLES O ALIMENTOS "VENENO".** Por lo tanto se determinó después de profundos estudios que cada grupo sanguíneo tiene su patrón de alimentos indispensables y diferentes el uno del otro, es decir que los alimentos que pueden ser beneficiosos para un grupo determinado sanguíneo. . . Es totalmente perjudicial para otros.

1) **ALIMENTOS MUY BENEFICIOSOS: Rejuvenecen, Adelgazan, Regeneran, Regulan el Volumen Minuto Cardiaco y Alargan La Vida.**

2) **ALIMENTOS NEUTROS: Alimentan pero No Regeneran, ni hacen nada de los que hacen Alimentos Muy Beneficiosos.**

3) **NO ACONSEJABLES: Engordan, Aglutinan (espesan) La Sangre, Envenenan El Cuerpo, Sobre Cargan el Corazón, Envejecen y Degeneran El Sistema Celular.**

A continuación les voy a exponer después de muchos años de estudio e investigación de mi parte, como he logrado resumir en grandes rasgos los alimentos según cada grupo sanguíneo.

Esto lo logré gracias a DIOS en decenas de miles de pacientes que he visto en más de 45 años de consulta y seguimiento continuo, que con mucha labor y ahínco llevé a cabo en el estudio profundo de cada alimento en cada grupo sanguíneo. Por ello es de suma importancia cada región, país y sus costumbres.

Por ejemplo en el caso de Venezuela existe la costumbre da la llamada harina pre cocida o "harina pan", que se consume en grandes proporciones en los hogares venezolanos desde hace más de 60 años, y me di cuenta de que las generaciones sub siguientes al consumo continuo de ciertos alimentos que en principio son del grupo de los perjudiciales, el organismo se va adaptando al mismo para sobre vivir y los convierte de alimentos **PERJUDICIALES** a alimentos **NEUTROS**, con baja toxicidad, dependiendo del grado de generaciones que se hayan cruzado.

Otros ejemplos serían: México el Chile (picante), Panamá Las Frituras, Brasil La Feijoada (frijoles negros), Colombia la papa, España El Vino, etc.

Es de suma importancia que si se le presenta un alimento que por el nombre en su región o país, no la reconoce, entonces copie el nombre del alimento en cuestión y búsquelo en Google tanto en el

buscador como en imágenes y así lo reconocerá por el nombre en su región o cultura.

"Consumir "alimentos" artificiales, Industriales y altamente perjudiciales es como fumar y decir... "A mí no me hace daño"

Con esta nueva cultura de alimentarse usted podrá comer todo lo que le dé la gana y las veces que usted quiera comer, siempre y cuando esté en el rango de los alimentos indicados según su grupo sanguíneo como lo son los **aconsejables y los neutros**, pero jamás los **"venenos".** Usted no solo tomará su peso adecuado de manera rápida y progresiva, sino que regenerará su cuerpo de manera rápida.

Es por esta y otras razones que verán en el transcurso del contenido de esta Guía, que he logrado con éxito en mi consulta erradicar Gracias a **DIOS** enfermedades de un cuerpo enfermo y curar pacientes que van desde una simple obesidad, hasta cáncer de cualquier tipo, y en más de 45 años de trabajo y experiencia a menos que sea por causas naturales, **JAMÁS HE PERDIDO A UN PACIENTE.**

GRUPO SANGUÍNEO "A DIABETICO" EL AGRICULTOR.

El tipo de sangre A fue una adaptación original a las concentraciones de la población y a las tensiones de vida urbana más sedentaria, pero intensa, ya que comunidades del grupo O dejaron la caza y se volvieron agricultores, apareciendo así el grupo A. Tuvo que ser hábil, sagaz, vehemente y muy astuto para responder a los desafíos de una vida más compleja, tener un espíritu cooperativo y gentil.

Tiene sistemas más rígidamente establecidos. Reprime su ansiedad, pero cuidado cuando estalla. No está adaptado a las situaciones intensas y sumamente apremiantes y la tensión excesiva lo vuelve ansioso (a) y paranoico (a) toma todo de forma personal por eso necesita ejercicios contemplativos y de relajación.

Es el primer seudo vegetariano que cosecha lo que siembra. Tiene el tubo digestivo sensible y el sistema inmune tolerante. Se adapta bien a las condiciones alimenticias y ambientales establecidas. Responde mejor al estrés con una acción calmada. Necesita dieta seudo-vegetariana para mantenerse delgado y productivo.

Debe eliminar completamente los alimentos procesados (charcutería) y refinados e ingerir los alimentos tan puros como sea posible: frescos, puros y orgánicos. Eso también lo ayudará a perder peso más rápidamente o a recuperarlo. La carne roja le vuelve más flojo y menos dinámico que cuando come proteínas vegetales porque no "quema" las células del cuerpo, la acumula como grasa debido a que tiene poco ácido gástrico. Tampoco digiere bien los lácteos, le provocan reacciones insulínicas que son ricas en grasas saturadas, comprometiendo la función cardíaca y llevando a la obesidad y a la diabetes.

Los alimentos que le hacen ganar peso son la carne (no la digiere bien, la acumula como grasa, incrementa las toxinas digestivas), los lácteos (interfieren con las enzimas digestivas, retrasan el ritmo metabólico), el trigo por su contenido en gluten y bromuro (Insecticida transgénico) inhibe la eficiencia insulínica, empeora la utilización de las calorías y por consecuencia la diabetes.

Los alimentos que favorecen la pérdida de peso y regeneran el organismo en este grupo son: los aceites vegetales (contribuyen a una digestión eficiente, impiden la retención de líquidos), los alimentos de soja (contribuyen a una digestión eficiente, se metaboliza rápidamente), los vegetales contribuyen a un metabolismo eficiente, la piña mejora la utilización de las calorías y favorece la evacuación intestinal.

Surge con la introducción de la Agricultura hace más de 10.000 años. El grado de acidez de su estómago cambió adaptándose al consumo de los cereales. Tienen mayor dificultad en digerir la proteína animal y prefiriere las aves. En este grupo encontramos la mayor cantidad de personas vegetarianas. El grupo "A" evolucionó más tarde, predomina en Europa y África.

- **Es el primer vegetariano.**
- **Cosecha lo que siembra.**
- Tiene el tubo digestivo sensible.
- **Sistema inmune tolerante.**
- **Se adapta bien a las condiciones alimentarías y ambientales establecidas.**
- **Responde bien al estrés con una acción de calma.**
- **Necesita una dieta vegetariana para mantenerse delgado y productivo.**
- **Se pueden considerar vegetarianos por adopción.**
- **Se encuentran muy bien bajo un régimen vegetariano.**
- **Sin embargo necesitan algunas proteínas animales como pescado y pollo.**
- **Estas personas** carecen de las enzimas necesarias para digerir los lácteos y carne roja.
- **Habitualmente** desarrollan más problemas digestivos que los de otros grupos.
- Los **A** (-) perdieron la capacidad para producir pepsina, necesaria para digerir proteínas. **Sin embargo desarrollaron amilasas enzimas necesarias para el metabolismo de los hidratos de carbono.** No digieren bien las Carnes y Lácteos**, pero asimilan bien los vegetales, frutas, semillas, huevos.**
- **Los A (+) disponen de un PH gástrico más bajo. Por tanto pueden digerir más carne y pescado.**

- **Ambos tipos no deben ingerir grandes cantidades de granos, que pueden conducir a intolerancia al gluten, meteorismo, Síndrome premenstrual y a infecciones por hongos.**
- **Las personas del grupo "A" tienden a ser menos activos que los del grupo "O".**
- Generan gran cantidad de energía nerviosa.
- **Las personas del grupo "A" deben cuidarse de no quedar extenuados.**
- **Es importante que aprendan a relajarse y dedicarse a ejercicios suaves y disciplinados.**
- **El 42% de los caucásicos y el 27% de la raza negra tienen la sangre del grupo A.**

A continuación les indicaré la lista de alimentos para el grupo "A" actualizados y recopilados con estudios de muchos años de seguimiento estratégico para cada grupo sanguíneo. Que les harán perder el sobrepeso y las enfermedades de cualquier tipo de las cuales sean poseedores con conocimiento o que éstas enfermedades estén en usted en pleno desarrollo y aun no lo sepa.

Es de suma importancia debido al cambio de nombre de los alimentos según la región, el país o la cultura; que cuando consigan el nombre de un alimento en las listas que abajo indico y no lo conozcan. Busquen en Internet con el nombre del alimento y su sinónimo. Luego con el nombre del alimento en cuestión, busquen en la parte de imágenes de Google y así podrán reconocer el alimento.

FÓRMULA PARA EL GRUPO "A" DIABÉTICO".

Es importantísimo hacer las tres comidas principales y las tres meriendas ya que su metabolismo necesita alcalinidad extra… Nunca deberá faltar en sus meriendas (además de lo que quiera comer dentro de sus comidas permitidas) las ensaladas y cremas de vegetales.

Carnes Beneficiosas (pavo y pescados)	25 %
Carnes Neutra, lácteos, huevos y aceites	10%
Vegetales Beneficiosos	35 %
Té Beneficiosos	5 %
Carbohidratos Beneficiosos o Neutros	15 %
Resto de los Alimentos Beneficiosos y Neutros	10 %

Practique esta fórmula lo mejor que pueda y verá en poco tiempo como reduce su enfermedad hasta desaparecerla por completo de su cuerpo en los casos de diabetes tipo 2 y tipo 3. Mientras que en la diabetes tipo 1 o mellitus insulino dependientes notará de forma progresiva como se reduce su diabetes hasta en muchos casos desaparecer el hábito de colocarse insulina, en otros hasta disminuir drásticamente la dependencia de la insulina. Mientras que en los casos más crónicos se reducirá al menos entre el 40 y 60% de dependencia de insulina, lográndose en todos los casos mejorar profundamente la calidad de vida de la persona.

En los grupos diabéticos, prácticamente es la misma fórmula de los grupos no diabéticos. La diferencia está en que los grupos diabéticos hay que eliminarles el azúcar y el exceso de carbohidratos para llevarlos a una cura segura en los casos de diabetes tipo 2 y 3 mientras que en los casos de diabetes tipo 1 o insulino dependiente en muchos casos la insulina se eliminará al instalársele la nueva cultura que les presento en La Guía de Longevidad Sana y en otras casos no solamente disminuirá considerablemente la cantidad de insulina que se inyecta a diario, sino que mejorará enormemente su calidad de vida.

CARNES.

Muy Beneficiosas: Pavo.

Neutros: Avestruz, Gallina, Pollo.

No Aconsejables: Ardilla, Búfalo, Caballo, Cabra, Carnero (oveja, ovejo), Carne de Res, Cerdo, Codorniz, Conejo, Cordero (borrego, chivo, chiva), Faisán, Ganso, Paloma, Pato, Perdiz, Ternera, Tortuga, Venado. No comer los Productos Ahumados. No Comer Frituras, No Comer Charcutería.

PESCADOS Y MARISCOS.

Recomendamos los frutos de mar, pero hay que evitar los pescados blancos como el lenguado que contiene una lectina que irrita el tubo digestivo del tipo A. Si hay familiares con cáncer de mama, son beneficiosos los caracoles Helix Pomatia por su lectina que transforma y aglutina las células mutantes cancerígenas.

Muy Beneficiosos: Abadejo, Bacalao, Barramunda (Salmón de Burnett, Pez Pulmonado), Bacaladilla (perlita o lirio), Caballa (bonito), Caracol Helix Pomatia, Carpa, Corégono (familia del salmón), Jurel, Mero, Pez Rape, Salmón, Sardina, Trucha.

Neutros: Atún, Besugo (mojarra o pancho), Bonito, Catalana, Carite, Cataco, Cazón, Corocoro, Corvina, Dorado, Esturión, Lucio, Pargo Rojo y Blanco, Perca, Pez Espada, Róbalo, Tiburón.

No Aconsejables: Almeja, Anchoa, Anca de Rana, Anguilla, Arenque, Bagre, Calamares, Camarones, Cangrejo, Caracoles (Todos Menos el Helix Pomatia), Caviar, Langosta, Lebranche, Lenguado, Lisa, Gambas, Mejillones, Merluza, Moluscos, Ostras, Pulpo, Ranas, Rodaballo, Sábalo, Salmón Ahumado, Tortuga, Vieiras.

LACTEOS y HUEVOS.

El grupo A crea anticuerpos para el azúcar básico presente en la leche entera, la D-galactosa mina, que junto con la fucosa es el azúcar esencial que forma el antígeno del tipo B. Como el sistema inmunológico del tipo A está diseñado para rechazar todo lo que provenga del tipo B, los anticuerpos que crea para rechazar los antígenos B también rechazan los productos de leche entera.

Por lo tanto, se debe tomar leche deslactosada y si es posible, leche de soja, que es muy beneficiosa. Y yogur de Búfala descremado solo o con frutas en cantidades moderadas. Los quesos permitidos son la mozzarella, Ricotta, de cabra, de soja. No se recomiendan el Cottage, cheddar, gouda, emmenthal, gruyere, Brie, queso crema, parmesano, camembert, roquefort, etc.

Muy Beneficiosos: Leche de Soja, Margarina de Maní, Queso de Soya.

Neutros: Cuajada, Leche de Almendra, Leche de Cabra, Margarina de Nuez, Yogur Descremado, Queso Mozzarella, Queso Ricotta, Queso de Cabra, Queso de Oveja (feta), Queso Kéfir, Huevos 3-4 Semanal (pollo, pato, ganso, codorniz).

No Aconsejables: Leche de Coco, Leche de Vaca (todas las clases), Leche Descremada, Mantequilla animal, Queso Cottage, Queso Cheddar, Queso Gouda, Queso Emmenthal, Queso Gruyere, Queso

Brie, Queso Crema, Queso Parmesano, Queso Camembert, Queso Roquefort, Queso Amarillo, Queso Telita, Queso de Mano. Queso Crineja, Queso Llanero, Queso Palmizulia, Queso Semi Duro, Nada de Charcutería.

FRIJOLES.

Son fuente de proteínas vegetales. MUY POCAS CANTIDADES, recuerde que aunque son necesarios que los coma, el diabético no debe sobrepasar la fórmula arriba indicada.

Muy Beneficiosas: Arvejas, Caraotas, Germen de Soja, Lenteja Roja, Frijoles Pintos, Porotos de Soja, Todos los Productos de Soya.

Neutros: Frijol Bayo, Petipoas (guisantes), Habas, judía, Vainitas.

No Aconsejables: Frijol Rojo, Garbanzos, Habas, Lentejas, Porotos Blancos Comunes, Porotos Colorados. En el grupo A no es digerida la Proteína Lectina que contiene y puede interactuar directamente con las paredes del estómago o del tracto intestinal o ser absorbidas en el torrente sanguíneo junto con los nutrientes de las habas digeridas porque tienen características semejantes al antígeno A.

CEREALES. (MUY POCO)

Muy Beneficiosos: Amaranto, Galletas de Arroz, Gachas de Trigo (Kasha), Harina de Avena, Harina de Arroz Integral, (POCO), Harina de Centeno, Topinambur (familia del Jengibre), Trigo Sarraceno (alforjón).

Neutros: Afrecho de Arroz, Arroz Integral (POCO), Avena, Cazabe (MUY POCO), Cebada, Centeno, Harina de Soya, Quínoa, Mijo, Pop Corn (cotufas POCA), Productos de Escanda, Salvado de Arroz (MUY POCO), Salvado de Avena (MUY POCO),

No Aconsejables: Arroz Blanco, Cereales Surtidos para Desayuno, fécula, Garbanzo, Germen de Trigo, Granola, Harina de Maíz, Hojuelas de Maíz, Salvado de Trigo (afrecho de trigo), Trigo.

PANES Y GALLETAS. (MUY POCO)

En pocas cantidades a la semana. El diabético no debe sobrepasar la fórmula arriba indicada.

Muy Beneficiosos: Pan de Esenio, Pan Ezequiel, Galletas de Arroz (MUY POCO).

Neutros: Cotufas (poca), Pan de Centeno, Pan de Mijo.

No Aconsejables: Multi Cereales, Pan de Arroz, Pan Ázimo, Pan de Trigo, Pan Proteico, Pan de Trigo integral, Pan de Salvado de Trigo (afrecho), Pumpernickel, Pan de Harina de Trigo en General.

FIDEOS. (MUY POCO)

Muy Beneficiosos: Ninguno.

Neutros: Solamente los de Harina Cebada.

No Aconsejables: Las Pastas en General, Los Fideos de Sémola, Pastas de Espinaca, Pastas de Harina Blanca o de Trigo Integral.

VEGETALES.

Son cruciales para el tipo A, ya que le proporcionan minerales, enzimas y antioxidantes. Cómalos crudos o al vapor para preservar íntegramente sus propiedades y obtendrá una regeneración del tejido celular más rápida.

Muy Beneficiosos: Arveja, Auyama, Brócoli (antioxidante, previne la división celular anormal y fortalece el sistema inmunológico), Zanahorias, Endibia, Espinaca, Col Rizada, Ajo (excelente para este grupo), Acelga, Alcachofa, Brotes de Alfalfa, Cebolla Amarilla (contiene un antioxidante llamado quercitina), Cebolla Blanca y Roja (morada), Cardo, Colinabo, Diente de León, Lechugas, Jengibre, Hojas de Remolacha, Nabos, Chirivía (zanahoria blanca), Pastinaca, Apio, Productos de Aloe (zabila), Perejil, Puerro, Ajo Porro, Quingombó, Rábano Picante, Repollo Verde, Topinambur (parecido al jengibre), Vainitas.

El Tofu (Queso de Soja) es un alimento nutricionalmente completo que se prepara en fritura con Vegetales, aderezado con Ajo, Jengibre y Salsa de Soja que debería ser el componente principal de la dieta del tipo A.

Neutros: Aceitunas Verdes (sin vinagre), Aguacate, Agar, Algas Marinas, Avena, Berro, Brotes de Bambú, Brotes de Rábano, Calabacín, Castaña de Agua, Coliflor, Chayote, Espárragos, Hinojo, Hojas de Sen, Hongos (champiñón), Ñame, Ocumo, Ocumo Chino, Pepino, Pimentón (poco), Rábanos en General, Radicheta, Remolacha, Repollitos de Bruselas, Rúcula, Yuca (muy poca).

No Aconsejables: Aceitunas Negras, Ají Picante, Ají Dulce, Batata, Berenjena, Goma Arábiga, Habas, Hongo Oriental (shiitake), Patata, Repollo, Ruibarbo, Tomate de Árbol (muy poco). Cuidado con las lectinas de la Papa (alejarse absolutamente de la PAPA en cualquier presentación). Los pimientos (ajíes) Rojos y Verdes Agravan el Delicado Estómago del tipo A. El Tomate es nocivo ya que es hemo-glutinante y el tipo A produce anticuerpos.

FRUTAS.

Muy Beneficiosas: Arándano, Cereza, Ciruelas, Piña Poca (favorece la digestión). Los Damascos (albaricoques), Higos frescos y Secos (sin azúcar) tienen mucho Potasio. El Limón, La Lima, La Toronja (pomelo) favorecen la digestión y eliminan el mucus, además de ello poseen mucha vitamina C antioxidante. Las frutas más alcalinas (Fresas, ciruelas) ayudan a equilibrar el consumo de carbohidratos y granos que forman ácidos en el tejido muscular que debe ser siempre más alcalino en las personas del grupo A.

Neutros: Aguacate, Caqui o Kaki, Cacao Puro, Carambola (fruta estrella, tamarindo chino), Coco (poco), Dátiles, Durazno, Frambuesa, Fresas, Granada, Grosella, Guayaba, Guanábana, Kiwi, Litchi, Mamón, Manzana, Melocotón, Membrillo, Moras, Pera, Quinotos.

No Aconsejables: Caña de Azúcar, Bananas (cambures), Plátanos (su lectina interfiere con la digestión del tipo A), Mandarina, Naranja (les irrita el estómago e interfiere con la absorción de minerales importantes), Mango, Parchita, Lechosa, Papaya, Pasas de Corinto (pasa, pasitas), Chirimoya (sus enzimas digestivas no surten efecto en el tubo digestivo del grupo A), Ruibarbo, Melón (difícil de digerir por su alto contenido de moho, especialmente el Melón rocío de miel).

FRUTOS SECOS Y SEMILLAS.

Las Semillas de Auyama y Girasol, las Almendras y las Nueces pueden proporcionar un suplemento positivo la dieta del tipo A que ingiere muy poca proteína animal. El Maní es el más Beneficioso. Cómalo a menudo porque <u>contiene una lectina que combate el cáncer</u>. Deben comerse pero siempre respetando la fórmula indicada al principio.

Muy Beneficiosas: Maní, Margarina de Maní, Nuez, Semillas de Linaza, Semillas de Auyama.

Neutros: Almendras, Avellanas, Cacao, Castañas, Hayucos, Margarina de Almendras, Margarina de Girasol, Margarina de Sésamo (tahini), Piñones, Semillas de Girasol, Semillas de Sésamo, Semillas de Girasol, Semillas de Amapola.

No Aconsejables: Merey, Nueces de Pará, Nuez de Brasil, Pistachos.

ACEITES.

Muy Beneficiosos: Aceite de oliva, Aceite de Nuez, Aceite de Grosella Negra, Aceite de Hígado de Bacalao, Aceite de linaza (semilla de lino).

Neutros: Aceite de Almendra, Aceite de Borraja, Aceite de Coco (poco), Aceite de Colza, Aceite de Germen de Trigo, Aceite de Onagra, Aceite de Sésamo (ajonjolí), Aceite de Girasol, Aceite de Soya, Margarina de Girasol.

No Aconsejables: Aceite de Canola, Aceite de Maíz, Aceite de Cártamo, Aceite de Ricino, Aceite de Maní, Aceite de Algodón.

ESPECIAS.

Muy Beneficiosas para el Sistema Inmunológico: Cúrcuma, Jengibre, Malta de Cebada, Melaza, Perejil, Mostaza (sin vinagre), Salsa de Soya.

Neutros: Ajo, Ajedrea, Algas Marinas en General, Albahaca, Alcaparra sin Vinagre, Algarrobo, Anís, Azafrán, Azúcar Estevia, Cacao, Canela, Cardamomo, Cebollín, Cilantro, Clavo de Olor, Comino, Corteza de Olmo, Crémor Tártaro, Culantro, Curry, Eneldo, Estragón, Esencia de Almendra, Jarabe de Arce, Laurel, Levadura, Linaza, Maicena, Mayonesa sin Vinagre, Menta, Mejorana, Nuez Moscada, Orégano, Paprika, Pimienta Inglesa, Regaliz (raíz), Romero, Sal, Salvia, Tomillo, Uña de Gato.

No Aconsejables: Ají en Polvo, Algas Azules, Alcaparras Avinagradas, Almidón de Maíz (maicena), Azúcar Blanca, Azúcar Morena, Chile, Fructosa, Glucosa, Jarabe de Maíz, Jarabe de Arroz, Junípero, Kétchup (por el Vinagre), Mayonesa con Vinagre, Miel, Pimienta (negra o blanca), Pimienta de Cayena, Pimentón en Polvo, Salsa Inglesa, Vainilla, Vinagre.

TÉ DE HIERBAS.

Para mejorar el sistema inmunológico lento: Aloe (Zabila), Bardana, Alfalfa.

Como tónico cardiovascular: Marjoleto (crataegus monogyna).

Como Antioxidante para Proteger el Tubo Digestivo del Cáncer: El Té Verde.

Para el estrés: Manzanilla, Raíz de Valeriana.

Para la digestión: Jengibre y Olmo Americano (estimulan la secreción del ácido estomacal).

Muy Beneficiosos: Alfalfa, Alholva, Aloe (Zabila), Bardana, Cardo de María, Escaramujo, Hierba de San Juan, Jengibre, Manzanilla, Marjoleto, Mostaza en Granos, Olmo Americano, Salsa de Soya, Té Verde, Valeriana.

Neutros: Abedul Blanco, Bolsa de Pastor, Candelaria, Diente de León, Dong Quai (fitoestrógenos), Escutelaria, Genciana, Ginseng, Hojas de Frambuesa, Lúpulo, Marrubio, Menta Verde, Milenrama, Mora, Mostaza en polvo, Menta, Perejil, Roble Blanco, Salvia, Sauco, Tilo, Tomillo, Uña de Caballo, Verbena, Zarzaparrilla.

No Aconsejables: Barba de Maíz, Cayena, Hierba Gatera, Jarabe de Caña de Azúcar, Palo Dulce, Ruibarbo, Té Negro, Trébol Rojo.

BEBIDAS (estimulantes).

Muy Beneficiosos: Agua Potable, Café, Agua de Limón (agua, muy poco limón), Té Verde, Té de Aloe, Vino Tinto y Vino Blanco (sin azúcar y muy poco).

Neutros: Agua de Coco (Muy poca), Cerveza con poco grado de alcohol (poca y con Moderación), Sidra de Manzana (sin azúcar).

No Aconsejables: Agua de Seltz (agua gasificada), Gaseosas en General, Gaseosa de Dieta, Licores Destilados, Limonada (mezcla de agua, mucho limón y azúcar), Malta, Té Negro.

CONDIMENTOS.

Muy beneficioso: Mostaza en Granos o Pura.

Neutros: Encurtidos caseros sin vinagre, Gelatina, Guaraná (poca), kosher, Pepino Encurtido con Eneldo.

No Aconsejables: Aspartam, Maltodextrina (almidón de azúcar).

SUPLEMENTOS PARA LAS PERSONAS DEL TIPO A.

Sirven para fortalecer el sistema inmunológico, el corazón, prevenir infecciones y agregar antioxidantes.

Vitamina B-12: Se encuentra principalmente en las proteínas animales y a las personas del grupo A les resulta difícil asimilarla debido a la ausencia del factor intrínseco que ayuda a absorberla en la sangre y que la mucosa de su estómago no produce. Está en la salsa de soja, el tempeh (granos de soja fermentados), la pasta de grano de soja (miso), pescado, huevos.

Vitamina B-9 o Ácido fólico: Para la anemia. Como no lo puede tomar del hígado y el germen de trigo, puede ingerir Espinaca, Brócoli, Maní, Almendra.

Vitamina B-3, PP o Niacina: Reduce el colesterol (harinas integrales, huevo, higo, dátil, almendra, pescado, aves).

Vitamina C: Anti-infecciosa, Antioxidante. El tipo A no responde bien a las dosis superiores al gramo de vitamina C porque suele afectar su estómago. Una o Dos cápsulas de 250 mg tomadas a lo largo del día no causan trastornos digestivos. (Toronja, frutillas, ananá, cerezas, limón, brócoli, endivias)

Vitamina E: No más de 400 UI diarias. Protege contra el cáncer y las afecciones cardíacas. Está en el Aceite de Oliva, Maní, Avellana, Almendras, Harinas Integrales, Vegetales de Hoja Verde.

Calcio: El grupo A tolera bien el gluconato y el citrato de calcio, pero el mejor es el lactato de calcio, nunca el carbonato de calcio que se encuentra a menudo en los antiácidos porque requiere la más alta cantidad de ácido gástrico para su absorción y es la peor fuente de calcio para el tipo A.

Hierro: La dieta del tipo A es naturalmente baja en hierro. Las mujeres, particularmente aquellas con períodos menstruales difíciles, deberían tener especial cuidado con las reservas de hierro. Hacerlo siempre con supervisión médica para observar sus progresos mediante las pruebas de sangre.

En general, utilice la dosis más baja posible y evite los períodos de suplemento prolongado. Trate de evitar las fórmulas de hierro en bruto como el sulfato ferroso que puede irritar su estómago. Utilizar <u>citrato de hierro</u>. Este grupo debe consumir muchos, higos y harinas integrales, en el huevo y las legumbres secas, berro, espinacas, arvejas y acelgas.

CON PRECAUCIÓN.

Zinc: Con cautela, en caso de tomarlos por alguna deficiencia, no tomar más de 3 mg/día. Las dosis altas (150 mg) ya que a largo plazo disminuyen la inmunidad en lugar de mejorarla y pueden interferir con la absorción de otros minerales. No lo emplee sin asesoramiento médico. Se encuentra en los Huevos, legumbres, pan de trigo germinado Esenio o Ezequiel.

Selenio: Con cautela y bajo supervisión médica. La suplementación excesiva (más de 500 mcg) puede resultar tóxica. Ya que este grupo tiene intolerancia al trigo integral, puede tomarlo mejor del arroz integral, los panes Esenio y Ezequiel de trigo germinado, las cebollas y la Piña.

Cromo: Con cautela. Beneficia debido a una susceptibilidad a la diabetes ya que mejora la eficacia del factor tolerancia a la glucosa del organismo, lo cual incrementa la eficiencia de la insulina, se desconocen los efectos a largo plazo. Protéjanse de las complicaciones diabéticas siguiendo la alimentación tipo A.

Fitoquímicos y hiervas recomendados para el tipo A: Marjoleto. Tónico cardiovascular, disminuye la presión arterial y ejerce un efecto disolvente sobre las placas de las arterias. Se le debería incorporar definitivamente a la dieta para reforzar los cereales para el desayuno.

Echinacea Purpurea: Ayuda a prevenir resfriados y gripes y a mejorar la acción anti cancerígena del sistema inmunológico. Viene en tabletas o líquido.

Huangki (astrágalus membranaceous): Tónico inmune. Es una hierba china muy difícil de encontrar. Tanto la Echinacea como el Huangki tienen azúcares que actúan como mitógenos estimulantes de la proliferación de glóbulos blancos, los cuales a su vez tejen el sistema inmune.

Hierbas Calmantes o Sedantes: Valeriana officinalis, manzanilla.
Quercitina bioflavonoide es un antioxidante cientos de veces más potente que la vitamina E. **Para prevenir el cáncer.** Se vende en herboristerías en cápsulas de 100 a 500 mg.

Cardo de María (Silybum marianum): Antioxidante que alcanza concentraciones muy altas en el hígado y los conductos biliares para los que sufren de trastornos hepáticos, pancreáticos o vesiculares. El cardo lechero es ideal para proteger al hígado de los pacientes de <u>cáncer</u> que están recibiendo quimioterapia.

Bromelia Enzimas de la Piña para los que padecen de hinchazón u otros síntomas de mala absorción de la proteína. Esta enzima posee una capacidad moderada para descomponer las proteínas y ayuda al tipo digestivo a asimilarlas.

Suplementos pro-bióticos: Si la dieta vegetariana le produce flatulencia excesiva, un suplemento pro-biótico (antiflatulentos) ya que contrarresta este efecto y suministra a las bacterias que se encuentran en el tubo digestivo. Busque suplementos altos en factor bífido ya que esta cepa está mejor adaptada al tipo A.

Precauciones. Vitamina A - Beta Caroteno: Previene las afecciones arteriales, pero en dosis altas es pro-oxidante. Es mejor consumir brócoli, calabaza, huevos, espinaca, zanahorias. A medida que envejecemos nuestra capacidad de asimilar las vitaminas solubles en grasa puede disminuir. En ese caso pequeñas dosis suplementarias de 10.000 UI de vitamina A pueden ayudar a contrarrestar los efectos de la edad sobre el sistema inmunológico.

Alimentos que degeneran y favorecen el aumento de peso.

- Carne: Deficientemente digerida se almacena como grasa y también aumenta las toxinas digestivas.
- Lácteos: Inhiben el metabolismo de los nutrientes.
- Habas: Interfieren con las enzimas digestivas, y retrasan el ritmo metabólico.
- Trigo: En exceso inhibe la eficiencia insulínica.

Alimentos que regeneran y favorecen la pérdida de peso.

- Aceites vegetales: Contribuyen a una digestión eficiente impidiendo la retención de líquidos.
- Alimentos de soja: Contribuyen a una digestión eficiente se metabolizan rápidamente.
- Vegetales: Contribuyen a un metabolismo eficiente y favorecen a la evacuación intestinal.
- Piña: Mejora la utilización de las calorías y favorece la evacuación intestinal.

GRUPO SANGUÍNEO "A" - EL AGRICULTOR.

El Grupo A NO Diabético como podrán darse cuenta es prácticamente la misma fórmula alimenticia... Solo que el A Diabético debe eliminar hasta que sean curados entre otras cosas los alimentos que contengan muchos carbohidratos o sean muy dulces, principalmente las frutas dulces y harinas...

CARNES.

Muy Beneficiosas: Pavo.

Neutros: Avestruz, Gallina, Pollo.

No Aconsejables: Ardilla, Búfalo, Caballo, Cabra, Carnero (oveja, ovejo), Carne de Res, Cerdo, Codorniz, Conejo, Cordero (borrego, chivo, chiva), Faisán, Ganso, Paloma, Pato, Perdiz, Ternera, Tortuga, Venado. No comer los Productos Ahumados. No Comer Frituras, No Comer Charcutería.

PESCADOS Y MARISCOS.

Recomendamos los frutos de mar, pero hay que evitar los pescados blancos como el lenguado que contiene una lectina que irrita el tubo digestivo del tipo A. Si hay familiares con cáncer de mama, son beneficiosos los caracoles Helix Pomatia por su lectina que transforma y aglutina las células mutantes cancerígenas.

Muy Beneficiosos: Abadejo, Bacalao, Barramunda (Salmón de Burnett, Pez Pulmonado), Bacaladilla (perlita o lirio), Caballa (bonito), Caracol Helix

Pomatia, Carpa, Corégono (familia del salmón), Jurel, Mero, Pez Rape, Salmón, Sardina, Trucha.

Neutros: Atún, Besugo (mojarra o pancho), Bonito, Catalana, Carite, Cataco, Cazón, Corocoro, Corvina, Dorado, Esturión, Lucio, Pargo Rojo y Blanco, Perca, Pez Espada, Róbalo, Tiburón.

No Aconsejables: Almeja, Anchoa, Anca de Rana, Anguilla, Arenque, Bagre, Calamares, Camarones, Cangrejo, Caracoles (Todos Menos el Helix Pomatia), Caviar, Langosta, Lebranche, Lenguado, Lisa, Gambas, Mejillones, Merluza, Moluscos, Ostras, Pulpo, Ranas, Rodaballo, Sábalo, Salmón Ahumado, Tortuga, Vieiras.

LACTEOS y HUEVOS.

El grupo A crea anticuerpos para el azúcar básico presente en la leche entera, la D-galactosa mina, que junto con la fucosa es el azúcar esencial que forma el antígeno del tipo B. Como el sistema inmunológico del tipo A está diseñado para rechazar todo lo que provenga del tipo B, los anticuerpos que crea para rechazar los antígenos B también rechazan los productos de leche entera.

Por lo tanto, se debe tomar leche deslactosada y si es posible, leche de soja, que es muy beneficiosa. Y yogur de Búfala descremado solo o con frutas en cantidades moderadas. Los quesos

permitidos son la mozzarella, Ricotta, de cabra, de soja. **No se recomiendan el Cottage, cheddar, gouda, emmenthal, gruyere, Brie, queso crema, parmesano, camembert, roquefort, etc.**

Muy Beneficiosos: Leche de Soja, Margarina de Maní, Queso de Soya.

Neutros: Cuajada, Leche de Almendra, Leche de Cabra, Margarina de Nuez, Yogur Descremado, Queso Mozzarella, Queso Ricotta, Queso de Cabra, Queso de Oveja (feta), Queso Kéfir, Huevos 3-4 Semanal (pollo, pato, ganso, codorniz).

No Aconsejables: Leche de Coco, Leche de Vaca (todas las clases), Leche Descremada, Mantequilla animal, Queso Cottage, Queso Cheddar, Queso Gouda, Queso Emmenthal, Queso Gruyere, Queso Brie, Queso Crema, Queso Parmesano, Queso Camembert, Queso Roquefort, Queso Amarillo, Queso Telita, Queso de Mano. Queso Crineja, Queso Llanero, Queso Palmizulia, Queso Semi Duro, Nada de Charcutería.

FRIJOLES.

Son fuente de proteínas vegetales.

Muy Beneficiosas: Arvejas, Caraotas, Germen de Soja, Lenteja Roja, Frijoles Pintos, Porotos de Soja, Todos los Productos de Soya.

Neutros: Frijol Bayo, Petipoas (guisantes), Habas, judía, Vainitas.

No Aconsejables: Frijol Rojo, Garbanzos, Habas, Lentejas, Porotos Blancos Comunes, Porotos Colorados. **En el** grupo A no es digerida la Proteína Lectina **que** contiene y puede interactuar directamente con las paredes del estómago o del tracto intestinal o ser absorbidas en el torrente sanguíneo junto con los nutrientes de las habas digeridas porque tienen características semejantes al antígeno A.

CEREALES.

Muy Beneficiosos: Amaranto, Galletas de Arroz, Gachas de Trigo (Kasha), Harina de Avena, Harina de Arroz Integral, (POCO), Harina de Centeno, Topinambur (familia del Jengibre), Trigo Sarraceno (alforjón).

Neutros: Afrecho de Arroz, Arroz Integral (POCO), Avena, Cazabe (MUY POCO), Cebada, Centeno, Harina de Soya, Quínoa, Mijo, Pop Corn (cotufas POCA), Productos de Escanda, Salvado de Arroz (MUY POCO), Salvado de Avena (MUY POCO),

No Aconsejables: Arroz Blanco, Cereales Surtidos para Desayuno, fécula, Garbanzo, Germen de Trigo, Granola, Harina de Maíz, Hojuelas de Maíz, Salvado de Trigo (afrecho de trigo), Trigo.

PANES Y GALLETAS. (MUY POCO)

En pocas cantidades a la semana.

Muy Beneficiosos: Pan de Esenio, Pan Ezequiel, Galletas de Arroz (MUY POCO).

Neutros: Cotufas (poca), Pan de Centeno, Pan de Mijo.

No Aconsejables: Multi Cereales, Pan de Arroz, Pan Ázimo, Pan de Trigo, Pan Proteico, Pan de Trigo integral, Pan de Salvado de Trigo (afrecho), Pumpernickel, Pan de Harina de Trigo en General.

FIDEOS.

Muy Beneficiosos: Ninguno.

Neutros: Solamente los de Harina Cebada.

No Aconsejables: Las Pastas en General, Los Fideos de Sémola, Pastas de Espinaca, Pastas de Harina Blanca o de Trigo Integral.

VEGETALES.

Son cruciales para el tipo A, ya que le proporcionan minerales, enzimas y antioxidantes. Cómalos crudos o al vapor para preservar íntegramente sus propiedades y obtendrá una regeneración del tejido celular más rápida.

Muy Beneficiosos: Arveja, Auyama, Brócoli (antioxidante, previne la división celular anormal y fortalece el sistema inmunológico), Zanahorias, Endibia, Espinaca, Col Rizada, Ajo (excelente para este grupo), Acelga, Alcachofa, Brotes de Alfalfa, Cebolla Amarilla (contiene un antioxidante llamado quercitina), Cebolla Blanca y Roja (morada), Cardo, Colinabo, Diente de León, Lechugas, Jengibre, Hojas de Remolacha, Nabos, Chirivía (zanahoria blanca), Pastinaca, Apio, Productos de Aloe (zabila), Perejil, Puerro, Ajo Porro, Quingombó, Rábano Picante, Repollo Verde, Topinambur (parecido al jengibre), Vainitas.

El Tofu (Queso de Soja) es un alimento nutricionalmente completo que se prepara en fritura con Vegetales, aderezado con Ajo, Jengibre y Salsa de Soja que debería ser el componente principal de la dieta del tipo A.

Neutros: Aceitunas Verdes (sin vinagre), Aguacate, Agar, Algas Marinas, Avena, Berro, Brotes de Bambú, Brotes de Rábano, Calabacín, Castaña de Agua, Coliflor, Chayote, Espárragos, Hinojo, Hojas de Sen, Hongos (champiñón), Ñame, Ocumo, Ocumo Chino, Pepino, Pimentón (poco), Rábanos en General, Radicheta, Remolacha, Repollitos de Bruselas, Rúcula, Yuca (muy poca).

No Aconsejables: Aceitunas Negras, Ají Picante, Ají Dulce, Batata, Berenjena, Goma Arábiga, Habas, Hongo Oriental (shiitake), Patata, Repollo, Ruibarbo, Tomate de Árbol (muy poco). Cuidado con las lectinas de la Papa (alejarse absolutamente de la PAPA en cualquier presentación). Los pimientos (ajíes) Rojos y Verdes Agravan el Delicado Estómago del tipo A. El Tomate es nocivo ya que es hemo-glutinante y el tipo A produce anticuerpos.

FRUTAS.

Muy Beneficiosas: Arándano, Cereza, Ciruelas, Piña Poca (favorece la digestión). Los Damascos (albaricoques), Higos frescos y Secos (sin azúcar) tienen mucho Potasio. El Limón, La Lima, La Toronja (pomelo) favorecen la digestión y eliminan el mucus, además de ello poseen mucha vitamina C antioxidante. Las frutas más alcalinas (Fresas, ciruelas) ayudan a equilibrar el consumo de carbohidratos y granos que forman ácidos en el tejido muscular que debe ser siempre más alcalino en las personas del grupo A.

Neutros: Aguacate, Caqui o Kaki, Cacao Puro, Carambola (fruta estrella, tamarindo chino), Coco (poco), Dátiles, Durazno, Frambuesa, Fresas, Granada, Grosella, Guayaba, Guanábana, Kiwi, Litchi, Mamón, Manzana, Melocotón, Membrillo, Moras, Pera, Quinotos.

No Aconsejables: Caña de Azúcar, Bananas (cambures), Plátanos (su lectina interfiere con la digestión del tipo A), Mandarina, Naranja (les irrita el estómago e interfiere con la absorción de minerales importantes), Mango, Parchita, Lechosa,

Papaya, Pasas de Corinto (pasa, pasitas), Chirimoya (sus enzimas digestivas no surten efecto en el tubo digestivo del grupo A), Ruibarbo, Melón (difícil de digerir por su alto contenido de moho, especialmente el Melón rocío de miel).

FRUTOS SECOS Y SEMILLAS.

Las Semillas de Auyama y Girasol, las Almendras y las Nueces pueden proporcionar un suplemento positivo la dieta del tipo A que ingiere muy poca proteína animal. El Maní es el más Beneficioso. Cómalo a menudo porque contiene una lectina que combate el cáncer. Deben comerse pero siempre respetando la fórmula indicada al principio.

Muy Beneficiosas: Maní, Margarina de Maní, Nuez, Semillas de Linaza, Semillas de Auyama.

Neutros: Almendras, Avellanas, Cacao, Castañas, Hayucos, Margarina de Almendras, Margarina de Girasol, Margarina de Sésamo (tahini), Piñones, Semillas de Girasol, Semillas de Sésamo, Semillas de Girasol, Semillas de Amapola.

No Aconsejables: Merey, Nueces de Pará, Nuez de Brasil, Pistachos.

ACEITES.

Muy Beneficiosos: Aceite de oliva, Aceite de Nuez, Aceite de Grosella Negra, Aceite de Hígado de Bacalao, Aceite de linaza (semilla de lino).

Neutros: Aceite de Almendra, Aceite de Borraja, Aceite de Coco (poco), Aceite de Colza, Aceite de Germen de Trigo, Aceite de Onagra, Aceite de Sésamo (ajonjolí), Aceite de Girasol, Aceite de Soya, Margarina de Girasol.

No Aconsejables: Aceite de Canola, Aceite de Maíz, Aceite de Cártamo, Aceite de Ricino, Aceite de Maní, Aceite de Algodón.

ESPECIAS.

Muy Beneficiosas para el Sistema Inmunológico: Cúrcuma, Jengibre, Malta de Cebada, Melaza, Perejil, Mostaza (sin vinagre), Salsa de Soya.

Neutros: Ajo, Ajedrea, Algas Marinas en General, Albahaca, Alcaparra sin Vinagre, Algarrobo, Anís, Azafrán, Azúcar Estevia, Cacao, Canela, Cardamomo, Cebollín, Cilantro, Clavo de Olor, Comino, Corteza de Olmo, Crémor Tártaro, Culantro, Curry, Eneldo, Estragón, Esencia de Almendra, Jarabe de Arce, Laurel, Levadura, Linaza, Maicena, Mayonesa sin Vinagre, Menta, Mejorana, Nuez Moscada, Orégano, Paprika, Pimienta Inglesa, Regaliz (raíz), Romero, Sal, Salvia, Tomillo, Uña de Gato.

No Aconsejables: Ají en Polvo, Algas Azules, Alcaparras Avinagradas, Almidón de Maíz (maicena), Azúcar Blanca, Azúcar Morena, Chile, Fructosa, Glucosa, Jarabe de Maíz, Jarabe de Arroz, Junípero, Kétchup (por el Vinagre), Mayonesa con Vinagre,

Miel, Pimienta (negra o blanca), Pimienta de Cayena, Pimentón en Polvo, Salsa Inglesa, Vainilla, Vinagre.

TÉ DE HIERBAS.

Para mejorar el sistema inmunológico lento: **Aloe (Zabila), Bardana, Alfalfa.**

Como tónico cardiovascular: **Marjoleto (crataegus monogyna).**

Como Antioxidante para Proteger el Tubo Digestivo del Cáncer: **El Té Verde.**

Para el estrés: **Manzanilla, Raíz de Valeriana.**

Para la digestión: **Jengibre y Olmo Americano (estimulan la secreción del ácido estomacal).**

Muy Beneficiosos: Alfalfa, Alholva, Aloe (Zabila), Bardana, Cardo de María, Escaramujo, Hierba de San Juan, Jengibre, Manzanilla, Marjoleto, Mostaza en Granos, Olmo Americano, Salsa de Soya, Té Verde, Valeriana.

Neutros: Abedul Blanco, Bolsa de Pastor, Candelaria, Diente de León, Dong Quai (fitoestrógenos), Escutelaria, Genciana, Ginseng, Hojas de Frambuesa, Lúpulo, Marrubio, Menta Verde, Milenrama, Mora, Mostaza en polvo, Menta, Perejil, Roble Blanco, Salvia, Sauco, Tilo, Tomillo, Uña de Caballo, Verbena, Zarzaparrilla.

No Aconsejables: Barba de Maíz, Cayena, Hierba Gatera, Jarabe de Caña de Azúcar, Palo Dulce, Ruibarbo, Té Negro, Trébol Rojo.

BEBIDAS (estimulantes).

Muy Beneficiosos: Agua Potable, Café, Agua de Limón (agua, muy poco limón), Té Verde, Té de Aloe, Vino Tinto y Vino Blanco (sin azúcar y muy poco).

Neutros: Agua de Coco (Muy poca), Cerveza con poco grado de alcohol (poca y con Moderación), Sidra de Manzana (sin azúcar).

No Aconsejables: Agua de Seltz (agua gasificada), Gaseosas en General, Gaseosa de Dieta, Licores Destilados, Limonada (mezcla de agua, mucho limón y azúcar), Malta, Té Negro.

CONDIMENTOS.

Muy beneficioso: Mostaza en Granos o Pura.

Neutros: Encurtidos caseros sin vinagre, Gelatina, Guaraná (poca), kosher, Pepino Encurtido con Eneldo.

No Aconsejables: Aspartam, Maltodextrina (almidón de azúcar).

SUPLEMENTOS PARA LAS PERSONAS DEL TIPO A.

Sirven para fortalecer el sistema inmunológico, el corazón, prevenir infecciones y agregar antioxidantes.

Vitamina B-12: Se encuentra principalmente en las proteínas animales y a las personas del grupo A les resulta difícil asimilarla debido a la ausencia del factor intrínseco que ayuda a absorberla en la sangre y que la mucosa de su estómago no produce. Está en la salsa de soja, el tempeh (granos de soja fermentados), la pasta de grano de soja (miso), pescado, huevos.

Vitamina B-9 o Ácido fólico: Para la anemia. Como no lo puede tomar del hígado y el germen de trigo, puede ingerir Espinaca, Brócoli, Maní, Almendra.

Vitamina B-3, PP o Niacina: Reduce el colesterol (harinas integrales, huevo, higo, dátil, almendra, pescado, aves).

Vitamina C: Anti-infecciosa, Antioxidante. El tipo A no responde bien a las dosis superiores al gramo de vitamina C porque suele afectar su estómago. Una o Dos cápsulas de 250 mg tomadas a lo largo del día no causan trastornos digestivos. (Toronja, frutillas, ananá, cerezas, limón, brócoli, endivias)

Vitamina E: No más de 400 UI diarias. Protege contra el cáncer y las afecciones cardíacas. Está en el Aceite de Oliva, Maní, Avellana, Almendras, Harinas Integrales, Vegetales de Hoja Verde.

Calcio: El grupo A tolera bien el gluconato y el citrato de calcio, pero el mejor es el lactato de calcio, nunca el carbonato de calcio que se encuentra a menudo en los antiácidos porque requiere la más alta cantidad de ácido gástrico para su absorción y es la peor fuente de calcio para el tipo A.

Hierro: La dieta del tipo A es naturalmente baja en hierro. Las mujeres, particularmente aquellas con períodos menstruales difíciles, deberían tener especial cuidado con las reservas de hierro. Hacerlo siempre con supervisión médica para observar sus progresos mediante las pruebas de sangre.

En general, utilice la dosis más baja posible y evite los períodos de suplemento prolongado. Trate de evitar las fórmulas de hierro en bruto como el sulfato ferroso que puede irritar su estómago. Utilizar citrato de hierro. Este grupo debe consumir muchos, higos y harinas integrales, en el huevo y las legumbres secas, berro, espinacas, arvejas y acelgas.

CON PRECAUCIÓN.

Zinc: Con cautela, en caso de tomarlos por alguna deficiencia, no tomar más de 3 mg/día. Las dosis altas (150 mg) ya que a largo plazo disminuyen la inmunidad en lugar de mejorarla y pueden interferir con la absorción de otros minerales. No lo emplee sin asesoramiento médico. Se encuentra en los Huevos, legumbres, pan de trigo germinado Esenio o Ezequiel.

Selenio: Con cautela y bajo supervisión médica. La suplementación excesiva (más de 500 mcg) puede resultar tóxica. Ya que este grupo tiene intolerancia al trigo integral, puede tomarlo mejor del arroz integral, los panes Esenio y Ezequiel de trigo germinado, las cebollas y la Piña.

Cromo: Con cautela. Beneficia debido a una susceptibilidad a la diabetes ya que mejora la eficacia del factor tolerancia a la glucosa del organismo, lo cual incrementa la eficiencia de la insulina, se desconocen los efectos a largo plazo. Protéjanse de las complicaciones diabéticas siguiendo la alimentación tipo A.

Fitoquímicos y hiervas recomendados para el tipo A: Marjoleto. Tónico cardiovascular, disminuye la presión arterial y ejerce un efecto disolvente sobre las placas de las arterias. Se le debería incorporar definitivamente a la dieta para reforzar los cereales para el desayuno.

Echinacea Purpurea: Ayuda a prevenir resfriados y gripes y a mejorar la acción anti cancerígena del sistema inmunológico. Viene en tabletas o líquido.

Huangki (astrágalus membranaceous): Tónico inmune. Es una hierba china muy difícil de encontrar. Tanto la Echinacea como el Huangki tienen azúcares que actúan como mitógenos estimulantes de la proliferación de glóbulos blancos, los cuales a su vez tejen el sistema inmune.

Hierbas Calmantes o Sedantes: Valeriana officinalis, manzanilla.
Quercitina bioflavonoide es un antioxidante cientos de veces más potente que la vitamina E. Para prevenir el cáncer. Se vende en herboristerías en cápsulas de 100 a 500 mg.

Cardo de María (Silybum marianum): Antioxidante que alcanza concentraciones muy altas en el hígado y los conductos biliares para los que sufren de trastornos hepáticos, pancreáticos o vesiculares. El cardo lechero es ideal para proteger al hígado de los pacientes de cáncer que están recibiendo quimioterapia.

Bromelia Enzimas de la Piña para los que padecen de hinchazón u otros síntomas de mala absorción de la proteína. Esta enzima posee una capacidad moderada para descomponer las proteínas y ayuda al tipo digestivo a asimilarlas.

Suplementos pro-bióticos: Si la dieta vegetariana le produce flatulencia excesiva, un suplemento pro-biótico (antiflatulentos) ya que contrarresta este efecto y suministra a las bacterias que se encuentran en el tubo digestivo. Busque suplementos altos en factor bífido ya que esta cepa está mejor adaptada al tipo A.

Precauciones. Vitamina A - Beta Caroteno: Previene las afecciones arteriales, pero en dosis altas es pro-oxidante. Es mejor consumir brócoli, calabaza, huevos, espinaca, zanahorias. A medida que envejecemos nuestra capacidad de asimilar las vitaminas solubles en grasa puede disminuir. En ese caso pequeñas dosis suplementarias de 10.000 UI de vitamina A pueden ayudar a contrarrestar los efectos de la edad sobre el sistema inmunológico.

Alimentos que degeneran y favorecen el aumento de peso.

- **Carne: Deficientemente digerida se almacena como grasa y también aumenta las toxinas digestivas.**
- **Lácteos: Inhiben el metabolismo de los nutrientes.**
- **Habas: Interfieren con las enzimas digestivas, y retrasan el ritmo metabólico.**
- **Trigo: En exceso inhibe la eficiencia insulínica.**

Alimentos que regeneran y favorecen la pérdida de peso.

- **Aceites vegetales: Contribuyen a una digestión eficiente impidiendo la retención de líquidos.**
- **Alimentos de soja: Contribuyen a una digestión eficiente se metabolizan rápidamente.**
- **Vegetales: Contribuyen a un metabolismo eficiente y favorecen a la evacuación intestinal.**
- **Piña: Mejora la utilización de las calorías y favorece la evacuación intestinal.**

Le invito a obtener el Recetario de Cocina Completísimo de Alimentos Según su Grupo Sanguíneo, para ti y algún ser querido que viva contigo...

EJERCICIOS FÍSICOS RECOMENDADOS PARA EL GRUPO SANGUÍNEO "A".

Es importante que realicen **actividades no energéticas**. Deben de practicarlas de 3 a 4 veces por semana, durante unos **40 minutos**. Se recomienda cualquier tipo de ejercicio centrado en la **relajación** (Estiramientos, bicicleta, **natación,** senderismo de montaña ligera, excursiones a paso normal). La **meditación** les sienta muy bien. Tienes la capacidad de adaptarte fácilmente a las condiciones ambientales, pero tu sistema inmunológico es vulnerable, sobre todo a las enfermedades estomacales.

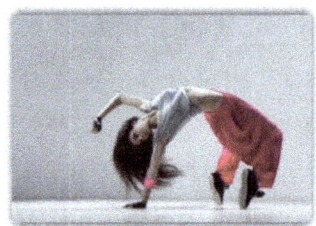 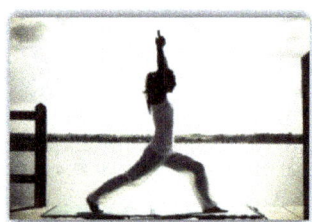

FÓRMULA PARA EL GRUPO "A".

Es importantísimo hacer las tres comidas principales y las tres meriendas ya que su metabolismo necesita alcalinidad extra... Nunca deberá faltar en sus meriendas (además de lo que quiera comer dentro de sus comidas permitidas) las ensaladas y cremas de vegetales.

PESCADOS Y MARISCOS A LA SEMANA   30 %

AVES Y HUEVOS A LA SEMANA	**10 %**
VEGETALES Y VERDURAS A LA SEMANA	**35 %**
FRUTAS A LA SEMANA	**15 %**
CEREALES Y GRANOS A LA SEMANA	**10 %**

Alimentos o Elementos Agresores.

Como Identificar los "Alimentos" Agresores.

Bromuro, Mercurio, Aluminio, Flúor, Benzoatos.

BUSCANDO ALIMENTOS y ELEMENTOS AGRESORES.

Estos alimentos y elementos agresores, son alimentos que aunque puedan consumirse según su grupo sanguíneo, ya su organismo por razones de súper vivencia determinó que lo dañan y por tal motivo los rechazan, así como elementos de tipo ambiental o psicológico y se identificaran, según el siguiente método.

➢ **INFORME de COMIDAS y EVENTOS.** Debe anotar **EN UN CUADERNO** todos los alimentos comidas, bebidas que consuma en el día, así como eventos fuera de lo común como por ejemplo, discusiones, personas, lugares, temperaturas, ambientes, ventiladores, altura, olores, etc. y anotarlos diariamente en un cuaderno.

➢ En el momento que se noten o hagan más fuertes sus síntomas, usted buscara en el cuaderno que fue lo último que comió antes de que sus síntomas empeoraran o que evento se presentó y remarcar esa área del cuaderno y tratar de buscar entre esa última comida que alimento o evento inusual ingirió o se presentó. Una vez ubicado este alimento o evento deberá sacarlo de su de por vida, o evitarlo en el caso de que fuere un evento.

➤ **Durante el periodo de tranquilidad, es decir sin síntomas fuertes. Verificaremos el alimento o elemento agresor. Usted comerá ese día de manera algo abundante el alimento que ubicó como alimento agresor, o intentara simular el evento sospechoso y si los síntomas empeoran antes de 24 horas, entonces habremos verificado el alimento o evento agresor y una vez verificado, se eliminara de por vida de sus comidas, o evitarlo en el caso de que fuere un evento.**

Si el alimento o elemento que se verifico no presentó síntomas. Quiere decir que usted no logró acertar en la identificación del alimento en la comida que consumió en esa ocasión o evento de ese día. Entonces deberá ir al cuaderno donde remarcó y verificar otro alimento o evento sospechoso de ese día y repetir los pasos anteriores hasta encontrarlo. Ya que el metabolismo y el subconsciente del cuerpo trabajan de manera desconocida por el hombre hasta el momento… A veces el alimento o evento es el que menos espera.

Un Elemento agresor es sin duda el microondas.

EL MICROONDAS. Más vale una imagen que mil palabras, dice el refrán, y en este caso es más que elocuente. **HAGA ESTE EXPERIMENTO EN CASA.**

Compra 2 plantas pequeñas idénticas y riégalas (un día cada dos días), una con agua pasada 5 minutos por el microondas, y la otra planta se riega con agua limpia y purificada (si es ozono, mucho mejor). A los 9 días, **LA DIFERENCIA ES LA MISMA QUE HAY ENTRE... LA VIDA y LA MUERTE.**

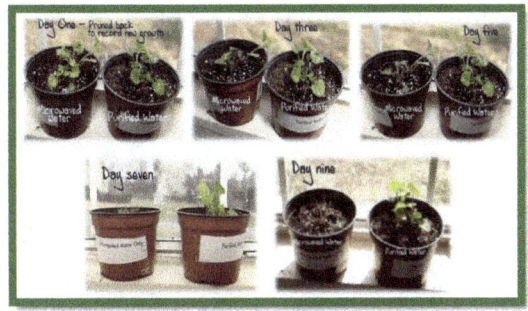

Si lo pensamos bien, someter un alimento o bebida a un bombardeo de ondas electromagnéticas de microondas, e introducirlo en nuestro propio cuerpo, es una barbaridad. Es un caso que nos recuerda aquellas situaciones en las que hay personas que viven a muy poca distancia de antenas que emiten ondas de microondas de baja frecuencia; ya se han demostrado muchos casos de enfermedades y cánceres causados por permanecer dentro del radio de acción de estas antenas.

Pero en el caso del aparato de microondas, el alimento irradiado es introducido por la persona en su propio cuerpo, que es el comportamiento más grave que puede adoptar en relación con estas ondas electromagnéticas.

Las microondas naturales del Sol son de frecuencia amplia, de corriente continua y no crean calor por fricción, mientras que los hornos de microondas son de frecuencia estrecha, de onda punta y de corriente alterna que generan calor por fricción. Esta fricción molecular provoca daños estructurales en las moléculas de los alimentos, deformándolas, acidificándolas y destruyéndolas.

Un alimento o bebida pasado por el microondas doméstico pierde hasta el 90% de la energía vital de sus nutrientes, con lo que se desintegra el aporte nutricional.

Los minerales de los vegetales, cocinados con microondas, se convierten en radicales libres cancerígenos. Asimismo, el consumo de alimentos cocinados en microondas provoca cáncer de estómago, intestinos, colon y sangre. También provoca pérdida de memoria, inestabilidad emocional, pérdida de inteligencia, daño cerebral, etc.

El consumo de alimentos sometidos al bombardeo de microondas detiene o altera la producción de hormonas masculinas y femeninas. Es curioso que las ondas de microondas hayan sido utilizadas en programas secretos de control psicológico subliminal y lavado de cerebro, según especialistas médicos rusos.

En definitiva, que el horno microondas, la máquina del cáncer, es un desastre para los seres humanos, para los animales y para todos los seres vivos. Si aún no te has deshecho de tu peligroso aparato de microondas, hoy es un buen día para hacerlo... ¡Cuanto antes mejor! ¡Y cuanto más lejos mejor! ...

Hay un grupo de alimentos que, aunque son ácidos, pueden y deben consumirse según sus diferentes grupos sanguíneos para equilibrar el grado de acidez y alcalinidad del organismo (especialmente el grupo o). Y estos son: **Carnes según su Grupo Sanguíneo (todas). Azúcar Morena – Papelón - Solo diabéticos... Azúcar Estevia.**

Cualquier comida cocinada. (La cocción elimina el oxígeno y lo transforma en ácido) incluidas las verduras cocidas. Por ello, los alimentos deben cocinarse a no más de 45ºC o al vapor (baño maría) para que conserven todos sus nutrientes. Pero así, personalmente, todas las verduras de hoja, las coloco en agua hirviendo durante 1 minuto para matar todas las bacterias y otros organismos nocivos que contienen.

Mientras que las verduras o bulbos (zanahorias, patatas, nabos, judías verdes, remolachas, etc.) las corto primero y luego las coloco en agua ya hirviendo, las dejo

10 minutos y luego reposar hasta que el agua se vuelva tibia.

Constantemente la sangre se autorregula para no caer en la acidez metabólica, garantizando así el correcto funcionamiento celular, optimizando el metabolismo. El cuerpo debe obtener las bases (minerales) de los alimentos para neutralizar la acidez de la sangre en la metabolización.

AGUA IONIZADA U OZONIZADA Es muy importante para el suministro de oxígeno. "La deshidratación crónica es el factor estresante número uno en el cuerpo y la raíz de la mayoría de las enfermedades degenerativas. Esta agua es altamente alcalinizante e importante para el rejuvenecimiento.

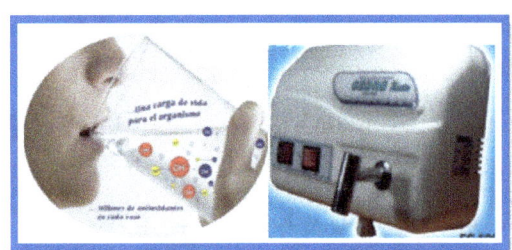

Dr. George W. Crile, de Cleveland, uno de los principales cirujanos del mundo declara abiertamente:

"Todas las llamadas muertes naturales no son más que el punto terminal de una saturación de ácidos en el organismo".

Contrario a lo anterior, es totalmente imposible que una enfermedad o cáncer prolifere en una persona que libera su cuerpo de la acidez, alimentándose con alimentos que producen reacciones metabólicas alcalinas y aumentando el consumo de agua pura; y que, a su vez, evite los alimentos que provocan dicha acidez, y cuide los elementos tóxicos.

Como Nutrir su Cuerpo.

1. **Es imprescindible hacerse la depuración de Cándida Albicans interna. Tome 70 cc de jugo de limón puro en ayuno junto con 3 dientes grandes de ajo cortados en hojuelas y 30 minutos después 1 cucharada de aceite de coco emulsificado o comestible, todo esto lo hará durante 12 días. Luego durante 3 semanas más hará la toma solo del aceite de coco con el ajo picado y el limón. Después de tomar 2 cucharadas de Aceite de Coco comestible a la mitad del desayuno almuerzo y una cucharada en la cena por 6 meses, luego bajar una cucharada en cada comida de por vida, en el caso de Alzheimer. Rico en grasas de cadena larga de fruta.**

2. **Hacerse la limpieza de Hígado, Vías Biliares, Colon y Riñones. Es de suma importancia.**

3. **Tomar 2 capsulas de Omega 3 de Pescado con media taza de jugo de vegetales verdes en el**

desayuno por 1 año, especial para alimentar el cerebro debido a que el 60 % del cerebro es grasa. Rico en grasas de cadena larga animal.

4. Tomar 2 capsulas de Lecitina de Soya ya que contiene colina, que es un neurotransmisor cerebral, en el desayuno por 1 año. Rico en grasas de cadena larga vegetal.

5. Aderezar las ensaladas con Aceite de Linaza, Aceite de Aguacate o Aceite de Oliva Extra Virgen. Rico en grasas de cadena larga vegetal.

6. Al tomar un jugo de vegetales verdes de 180 mililitros al día el cerebro se regenera más rápidamente ya que su clorofila contiene aproximadamente 160 mg de Magnesio. Excelente Oxigenante Corporal y Cerebral.

7. Tomar agua de ozono de por vida. Excelente Oxigenante Corporal y Cerebral.

8. Tomar 1 capsula de Espirulina, una de Ginkgo Biloba y 2 de Adaptógenos a base de plantas, a las 10 am por 9 meses. La Espirulina es una Alga Marina rica en Yodo (Si tiene Hipertiroidismo... No lo tome). Mientras que los Adaptógenos son una base de plantas que alargan el ATP celular y por ende alargan la vida celular. Excelente combinación.

9. **Hacer baños de Sol de al menos 15 minutos diarios de por vida y si es una persona muy blanca, entonces lo hará un día sí y uno no. Está demostrado científicamente que al hacer contacto con los rayos del sol con la piel, se activa la vitamina D y se cargan las células de ATP que es la que produce la energía interna de cada célula, entrega así al organismo mayor fuerza y vitalidad. Así como aumenta también significativamente la vitamina D en el Organismo que se sabe científicamente está relacionado con su deficiencia con la relación de: Depresión – Ansiedad. Por otra parte también se enciende científicamente que en lo que entra la luz solar al cuerpo automáticamente el cerebro da la orden de producir Serotonina que es un neurotransmisor Anti-Depresivo, así como activa la Melatonina en la noche para dormir bien. Imprescindible.**

10. **Tomar 1 litro de agua por cada 27 kilos de peso al día. A mayor hidratación mayor vitalidad mental, ya que el agua está formada por un átomo de Oxigeno y 2 átomos de Hidrógeno, pero el átomo de Oxigeno es 8 veces más grande que los 2 átomos de Hidrógenos juntos, por lo tanto cada vez que toma agua no solo se hidrata sino que también alimenta de Oxígeno**

exponencialmente su cuerpo. **Demostrado científicamente.**

11. Es importante hacer una Alimentación Semi Mediterránea = Aceite de Oliva, Pescados, Verduras, Hortalizas, Legumbres y un poco de Vino natural (No añejado, tipo mosto, unos 15 ml) por el Resveratrol (Potente regenerador Neurocerebral), así como consumir Nueces y Frutas ya que se enciende el poder anti oxidativo que posee y como se revitaliza el cerebro de una manera absolutamente rápida y favorable pare el resto del organismo. **Esencialmente Vital.**

12. Tomar 1 capsula de vitamina C en el desayuno… Esto es muy importante ya que combate los radicales libres que se desprenderán en el proceso. Al menos por 1 año. **Muy Importante.**

13. Ejercicios cardiovasculares para oxigenar el cerebro de por vida un día sí y uno no por 20 minutos. Se descubrió y está comprobado que a mayor esfuerzo (ejercicio), más largo se hace el promedio de vida y esto se conoce como el efecto Haldane.

14. Comer al menos 4 veces por semana el mayor de las riquezas en lo que se refiere a su

proteína y no es otra cosa que el Hígado de Pavo – Pollo o Res (dependiendo siempre de su tipo de grupo sanguíneo). Comer al menos 70 gramos de Hígado en cualquier forma de preparación menos frito.

G

Protocolo de Obesidad y Sobre Peso...

Naturopatía en 6 Pasos...

1. *El 1er Paso es comer según su grupo sanguíneo*
2. *El 2do Paso es hacerse la limpieza de Hígado, Vías Biliares, Colon y Riñones...*
3. *3er Paso es hacer sus ejercicios según está indicado ahí arriba...*
4. *4to Paso Aprenda a Desintoxicarse y Rejuvenecer.*
5. *5to Paso aprenda a Nutrir su Cuerpo como está acá indicado para su Grupo Sanguíneo...*
6. *6to Paso Recuerde que mientras más coma de los alimentos que están pintados de color verde (Alimentos Beneficiosos) Usted perderá el peso más rápidamente...*

Fundación Casa de Niños... Recomienda el "LIBRO DE LONGEVIDAD SANA". La meta... Vivir 100 años Aparentando mucho menos... Porque si se puede... Trae:

- ❖ **Como Comer y Rejuvenecer según su Grupo Sanguíneo.**
- ❖ **Ejercicios Especiales para Incrementar la Salud.**
- ❖ **Consejos de Oro que le harán llevar a cabo una Vida Mucho Mejor.**
- ❖ **Como Comer Después de los 45.**
- ❖ **Como Regenerar el Metabolismo.**
- ❖ **Como Limpiar el Hígado, Vías Biliares, Colón y Riñones.**
- ❖ **Alcalinidad Vida - Acides Muerte.**
- ❖ **Como Matan Los Conflictos Emocionales.**
- ❖ **Por qué Envejecemos y Como Rejuvenecer (2.024)...**
- ❖ **Limpieza de Hongos, Local y Sistémico**
- ❖ **9 Alimentos para Tener Relaciones Más Intensas.**
- ❖ **Los 12 Mejores Nutrientes Para la Extensión de la Vida.**

EL RECETARIO DE COCINA...

Es personalizado según su grupo sanguíneo, dónde podrá preparar exquisiteces que le rejuvenecerán y de manera sencilla.... Trae:

- ❖ **Como Preparar las Mejores Salsas.**
- ❖ **Como Preparar la Mejor Mayonesa.**
- ❖ **Preparación de Huesitos Ahumados en casa.**
- ❖ **Prepare el mejor Chimichurri o Guasacaca que haya comido jamás.**

- ❖ **Sal Marina Tipo Italiana, Para Ensaladas, Carnes, Mariscos, Pescados y Aves.**
- ❖ **Caldos para: Carnes, Mariscos, Pollo, Gallina, Pescado.**
- ❖ **Inigualables Platos de Entrada, Ensaladas, Sopas y Platos Principales.**
- ❖ **Yyyy por Supuesto los Mejores Platos Navideños.**

Te invito a obtener las RECETAS DE COCINA completas de alimentos según tu grupo sanguíneo, para ti o un ser querido que viva contigo, pero pertenece a otro grupo sanguíneo, todo en un solo recetario...

Recomendaciones...

1. Es muy importante dormir lo más posible y así frenar el desgaste neurocerebral.

2. Mantén el estómago lleno. Las tres comidas principales y las 3 meriendas... y si te sientes raro de madrugada es hambre cerebral, solo levantate y comete una ensalada...

3. Si eres o eras una persona acostumbrada a hacer todo rápido, eso por supuesto te llevó a esta condición por los nervios y la ansiedad... Diga... Ya NO Más...

4. Pasar la lengua por las mejillas y los dientes dibujando círculos.

5. Mejorar la postura relaja el nervio vago.

6. Ríete y si es en plena socialización, mejor.

7. Coloque una mano en la frente y la otra en el cuello mientras relaja el estómago.

8. Coma probióticos.

9. Homeopatía y Fitoterapia. Preparación del té adelgazante. Convine en un recipiente y en partes iguales, las partes ya secas de: Te verde, azafrán, perejil, jengibre, romero, albahaca blanca, cúrcuma, sen. Mezcle bien y guarde en un lugar fresco, en un frasco de vidrio o plástico.

Ahora agregue 6 cucharadas a 3 litros de agua, hierva por 7 minutos, espere que se refresque, cuele y meta a la nevera y tomo esta agua por agua común cada vez que tenga sed durante 90 días. **Tomar mínimo 1 ½ litros de agua al día** y luego en forma de té al menos 2 veces al día.

➢ **Tomar té verde, alga marina con yodo y azúcar estevia al gusto en ayuna, por 3 meses.**

➢ Agregar 1 cucharadita rasa de bicarbonato de sodio en ½ vaso de agua, tomar 1 hora después de cada comida por 6 semanas.

Neuroacupuntura. Es sumamente eficaz y necesaria. Busque un acupuntor reconocido y pídale que le trate para su patología en base a estos puntos energéticos y en el orden indicado.

7p – 3vc – 6vc – 12vc – 6r – 6bp – 5mc. Luego al 3er día aplicar: 5tr – 63v – 34vb – 7est – 3r – 3bp – 3h – 36est. Repetir esta combinación 2 veces por semana 3 semanas seguidas y luego 1 vez cada 15 días por 3

meses. Estimular con el dermatrón 6bp – 12vc – 36est. Cada 3 terapias equilibrar los meridianos, tonificando o sedando según los pulsos radiales del paciente.

"Que *DIOS* sea nuestra Fuerza".

CURRICULUM VITAE

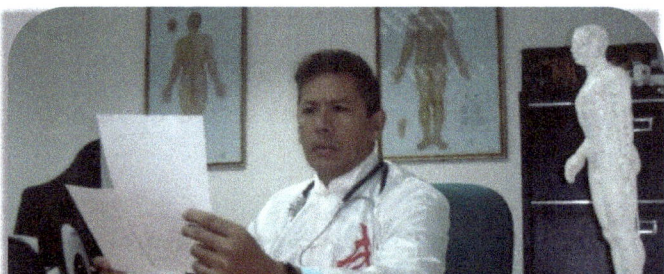

Nombre: M. A. Ramoni

Email: www.fundaciondeterapeutas.com

Estudios profesionales:

- ENAHO (Escuela nacional de Acupuntura y Homeopatía). Años 1983 al año 1989.
- Estudios en la Escuela de Sociedad Venezolana de Psicotrónica. Año 1989 Caracas Venezuela.

- Estudios del conocimiento Macrobiótico Yin Yang Alimenticio del Dr. Sakurazawa Nyoiti de origen japonés, a través de del Profesor Omar Viera.

- Acupuntura Coreana (Koryo Sooji Chim Acupuntura Mano koryo) del Maestro Dr. Yoo Tae W recibidas con un programa de Tres Niveles en la Escuela Nacional de Acupuntura y Homeopatía a través del Dr. Omar Viera.

- Estudios del Dr. José Luís Padilla Corral, director de la Escuela de M. T. Ch. "Neijing" España.

- Hipnosis por regresión Instituto INME (Instituto Meta-gnómico Experimental).

- Homeosineatría Didáctica. De la escuela Bathem Bathen.

- Iridologia. Federación Internacional de Diagnóstico por el Iris. De la Federación del Dr. Omar Viera.

- Tratamiento Maxilo-Facial anti arruga a través del dermatrón y la electo- acupuntura. 2.009 (continúo).

- Alimentos Según el Grupo Sanguíneo. Dr. investigador James y Peter D'adamo. 2008. (continúo).

- Rejuvenecimiento a través del alargamiento de los telómeros. 2.010 (continúo).

- Alcalinidad y acidez de las células en el desarrollo de las enfermedades. 2.010 (continúo).
- Maestría en Sistemas de Energía.
- Máster en Anestesia por Electro Acupuntura.
- Maestría en Terapias del Dolor.
- Maestría en Iridologia (diagnóstico por el Iris).
- Neuropsicología. La Nueva Medicina del Futuro. Dr Hamer Alemania.

TRABAJOS:

- Presidente y fundador de Instituto de Investigaciones Científicas de las Medicinas Alternativas de la Salud SAID-MEDIC.
- Director de la clínica Centro Médico Said-Medic La Maracaya del año 1988 al año 1992.
- Director de la clínica Centro Médico Said-Medic Lourdes del año 1993 al año 1995.
- Director de la clínica Centro Médico Said-Medic Calabozo del año 1.996 al año 2.000.
- Profesor en cursos para Médicos y Para-Médicos en Homeopatía – Acupuntura 1er Nivel – 2do Nivel – 3er Nivel y Sistemas de Energías.
- Director de la clínica Centro Médico Said-Medic Las Acacias del año 2.010 al año 2.012.

+ Director de la clínica Centro Médico Said-Medic Palmarito del año 2.013 al año 2.024.

+ Director de la clínica Centro Médico Said-Medic Calle Páez del año 2.017 al año 2.020.

+ Profesor, Conferencista, Seminarista Internacional de Bioenergética – Neuro Acupuntura – Alimentos según el Grupo Sanguíneo – Porque Envejecemos y como rejuvenecer - Principales enfermedades, Neuro Psicología, entre otros.

ESCRITOR DE LOS LIBROS DE MEDICINA:

1- Cómo Convertirte en un Verdadero Naturopata.

2- Cómo Rejuvenecer y Sanar Grupo Sanguíneo A.

3- Cómo Rejuvenecer y Sanar Grupo Sanguíneo A Diabético.

4- Cómo Rejuvenecer y Sanar Grupo Sanguíneo AB.

5- Cómo Rejuvenecer y Sanar Grupo Sanguíneo AB Diabético.

6- Cómo Rejuvenecer y Sanar Grupo Sanguíneo B.

7- Cómo Rejuvenecer y Sanar Grupo Sanguíneo B Diabético.

8- Cómo Rejuvenecer y Sanar Grupo Sanguíneo O.

9- Cómo Rejuvenecer y Sanar Grupo Sanguíneo O Diabético.

10- Guía de Regeneración Sana Según el Grupo Sanguíneo "A".

28- Como Curar la Próstata.

29- Libérese de la Artritis.

30- Adiós al Reumatismo.

31- Obesidad... Pierda Peso de Inmediato y más Nunca Vuelva a Engordar.

32- Alcalinidad Vida – Acidez Muerte.

33- La Diabetes si se Cura.

34- Dígale Adiós a la Hipertensión.

35- Estreñimiento... Oscuro Porvenir.

36- Convierta su Dolor en Bienestar... Piernas, Lumbago, Ciática, Columna y Cervicales entre otros.

37- Regenérese del A. C. V.

38- Como Eliminar los Cálculos Renales y Biliares.

39- Depuración de Hígado, Vías Biliares, Vesícula y colon

40- Cúrese de la Gastritis y el Reflujo Gastro Esofágico.

41- Dígale Adiós al Asma.

42- Porque Envejecemos.

43- Dime tu Conflicto... Y te Diré de que Padeces.

OTROS LIBROS:

1- POESIA CRUZADA. (Poesía, Actualizando).

2- 7 MINUTOS. (Novela de Suspenso, Actualizando).

ASOCIACIONES PROFESIONALES:

⊹ Miembro de la OMS (organización mundial de la salud número 0023 para Latino América, en medicinas alternativas de la salud, a través de ENAHO).

- Miembro de la International Acupunture Association.
- Colegio de Homeópatas y Ciencias de las medicinas Alternativas Naturales.
- Federación Venezolana de Medicinas Alternativas Naturales Nº 0024V así como también Miembro de los Centros Internacionales de Homeopatía y Acupuntura de: CHCMANV Nº CHV002-A - INCIHOVE Nº 00020 AVA 051-V.

ESPECIALIDADES.

1- Especialista en Diagnostico.
2- El Cáncer si se cura.
3- Neuropatías.
4- Columna.
5- Cervicales.
6- Algias (dolores) de cualquier tipo.
7- Diabetes tipo 2 y 3 Si se cura.
8- Diabetes tipo 1 (mellitus) Mejora exponencialmente la calidad de vida.
9- Artritis.
10-   Reumatismo.
11-   Obesidad.
12-   Enfermedades sin Diagnostico de Causa.
13-   Migraña, Cefalea.
14-   Sistema Digestivo.

15- A.C.V.

16- Rejuvenecimiento Corporal, Mental y Dinámico.

17- Asma.

18- Alergias.

19- Lupus.

20- Conflictos Emocionales.

21- Traumas.

22- Deficiencia Renal.

23- Neurológicas. Demencia senil, Parkinson, Alzheimer, Huntington.

24- Convulsiones.

25- Hipertensión... Entre otras muchas.

" Qué *DIOS* Sé nuestra fuerza".

"El curso que rige la naturaleza...
Es la Expresión Artística de *DIOS.* "

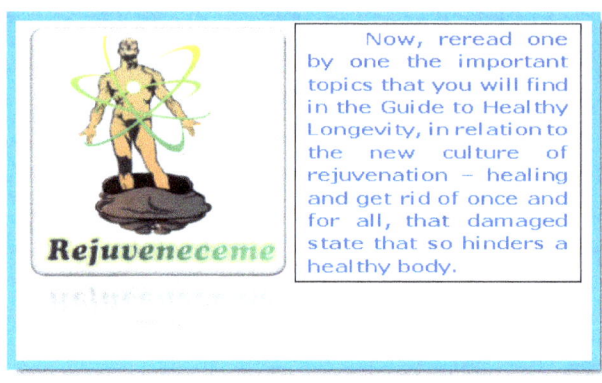

Now, reread one by one the important topics that you will find in the Guide to Healthy Longevity, in relation to the new culture of rejuvenation – healing and get rid of once and for all, that damaged state that so hinders a healthy body.

www.fundaciondeterapeutas.com   2.024.

DEDICACIÓN...

Quiero dedicar esto y todas las cosas buenas que he hecho en este mundo a quien más lo merece y ese es mi Padre Celestial.

Jehová de los ejércitos...

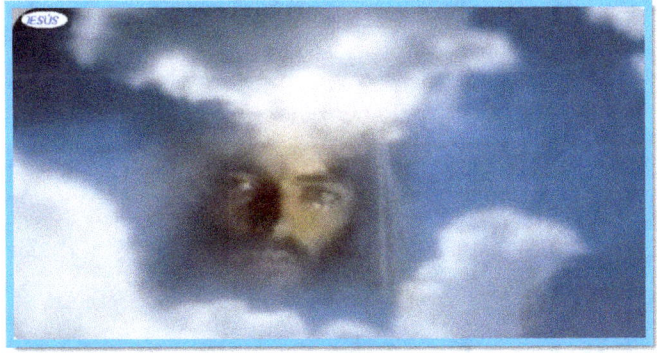

Gracias, los quiero mucho y... En el nombre de *DIOS...* Te deseo lo mejor...

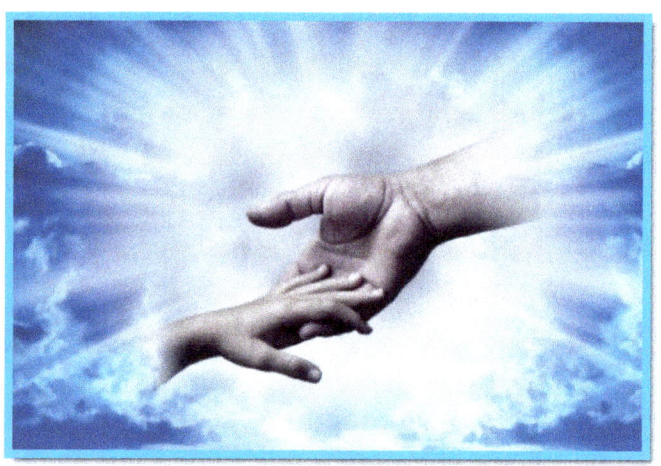

Así que... Nunca olvides que cuando la ciencia dice...
Ya no puedo... **DIOS** Dice... Yo Comienzo...

Cuando el hombre Atiende deja marcas, pero
cuando **DIOS** Sana no deja ni siquiera un
rasguño.

Así que... Jamás se Olviden de que el Hombre
Atiende pero **DIOS** Saná...

Manuel Ramoni

www.ingramcontent.com/pod-product-compliance
Lightning Source LLC
Chambersburg PA
CBHW070756290526
45795CB00002B/572